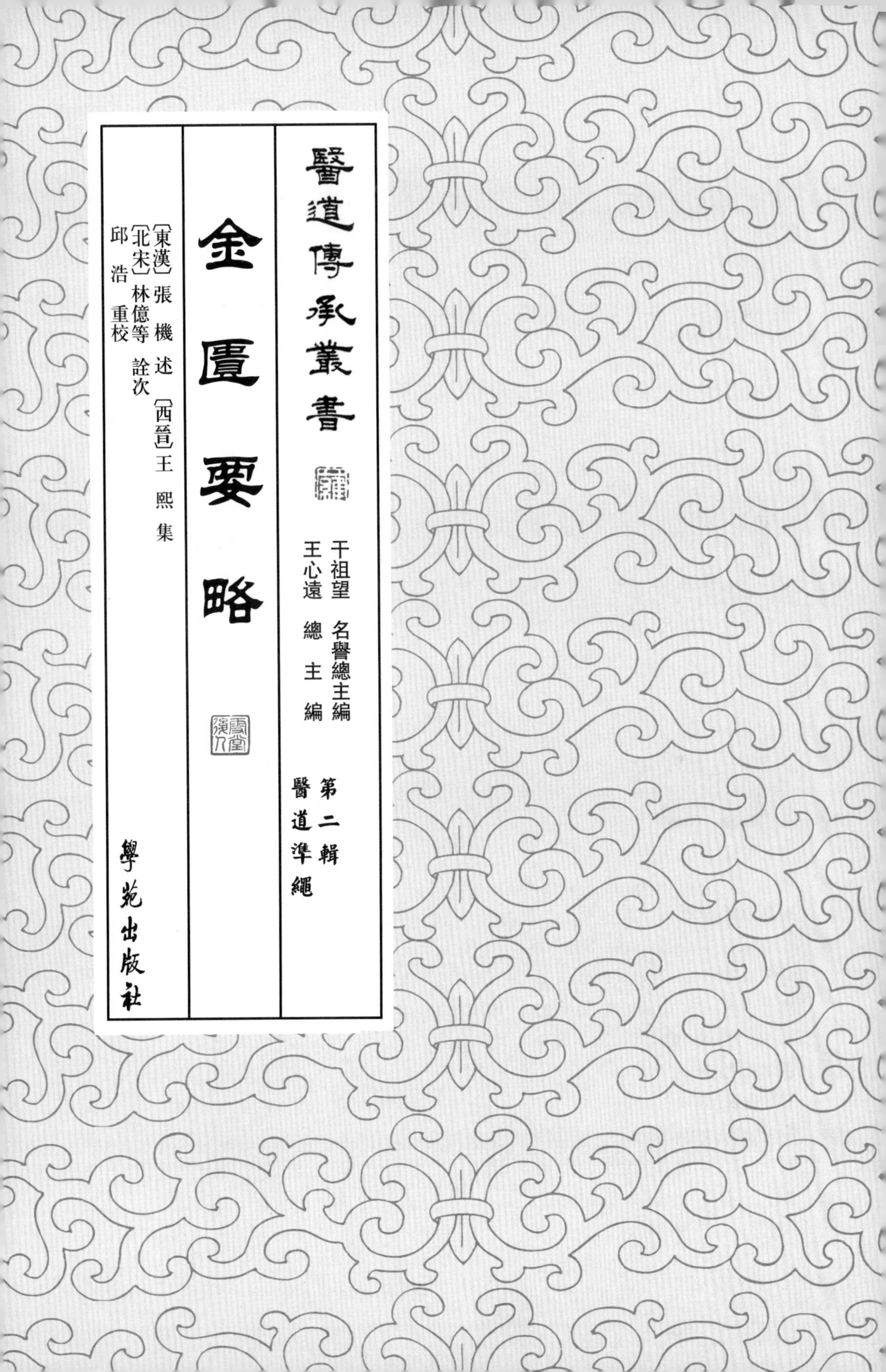

醫道傳承叢書

干祖望　名譽總主編
王心遠　總　主　編

第二輯
醫道準繩

金匱要略

〔東漢〕張　機　述　〔西晉〕王　熙　集
〔北宋〕林億等　詮次
邱　浩　重校

學苑出版社

圖書在版編目(CIP)數據

金匱要略/(東漢)張機述;(西晉)王熙集;(北宋)林億等詮次;邱浩重校. —北京:學苑出版社,2014. 2(2023. 2 重印)
ISBN 978-7-5077-4174-2

Ⅰ. ①金… Ⅱ. ①張…②王…③林…④邱… Ⅲ. ①《金匱要略方論》 Ⅳ. ①R222. 3

中國版本圖書館 CIP 數據核字(2014)第 034205 號

責任編輯:付國英
出版發行:學苑出版社
社　　址:北京市豐臺區南方莊 2 號院 1 號樓
郵政編碼:100079
網　　址:www. book001. com
電子信箱:xueyuanpress@163. com
電　　話:010-67603091(總編室)、010-67601101(銷售部)
印 刷 廠:廊坊市都印印刷有限公司
開本尺寸:787×1092 1/16
印　　張:14. 25
字　　數:110 千字
版　　次:2014 年 9 月第 1 版
印　　次:2023 年 2 月第 5 次印刷
定　　價:78. 00 圓

醫道傳承叢書

《醫道傳承叢書》專家顧問委員會（按姓氏筆畫排序）

干祖望　王子瑜　王玉川　孔光一　印會河　朱良春　朱南孫　李今庸　李振華　李　鼎
李濟仁　何　任　余瀛鰲　金世元　周仲瑛　孟景春　胡海牙　馬繼興　馬驌如　郭子光
唐由之　陸廣莘　陳大啟　陳彤雲　許潤三　張士傑　張志遠　張紹重　張　琪　張舜華
張學文　程莘農　費開揚　賀普仁　路志正　劉士和　劉志明　錢超塵　顏正華　顏德馨

《醫道傳承叢書》編輯委員會

名譽總主編　干祖望
總　主　編　王心遠
副總主編　邱　浩
編　　委　王心遠　付國英　李　雲　李順保　邱　浩　姜　燕　陳居偉
　　　　　陳　輝　趙懷舟　趙　艷

第二輯《醫道准繩》

主　　編　邱　浩
編　　委　李　雲　邱　浩　尚元勝　尚元藕　陳居偉　趙懷舟　蕭紅艷

總目錄

新編金匱方論卷下

《醫道傳承叢書》序

醫之道奚起乎？造物以正氣生人，而不能無夭劄疫癘之患，故復假諸物性之相輔相制者，以爲補救；而寄權於醫，夭可使壽，弱可使強，病可使痊，困可使起，醫實代天生人，參其功而平其憾者也。

夫醫教者，源自伏羲，流於神農，注於黃帝，行於萬世，合於無窮，本乎大道，法乎自然之理。孔安國序《書》曰：伏羲、神農、黃帝之書，謂之三墳，言大道也。前聖有作，後必有繼而述之者，則其教乃得著於世矣。惟張仲景先師，上承農、軒之理，又廣《湯液》爲《傷寒卒病論》十數卷，然後醫方大備，率皆倡明正學，以垂醫統。茲先聖後聖，若合符節。仲師，醫中之聖人也。理不本於《內經》，法未熟乎仲景，縱有偶中，亦非不易矩矱。儒者不能捨至聖之書而求道，醫者豈能外仲師之書以治療。間色亂正，靡音忘倦。醫書充棟汗牛，可以博覽之，以廣見識，知其所長，擇而從之。

醫，大道也！農皇肇起，軒岐繼作，醫聖垂範，薪火不絕。懷志悲憫，不揣鄙陋，集爲是編，百衲成文，聖賢遺訓，吾志在焉！凡人知見，終不能免，途窮思返，斬絕意識，直截皈禪，通身汗下，險矣！險矣！尚敢言哉？

《醫道傳承叢書》編委會

《醫道傳承叢書》前言

《醫道傳承叢書》是學習中醫的教程。中醫學有自身的醫學道統、醫宗心要，數千年授受不絕，有一定的學習方法和次第。初學者若無良師指點，則如盲人摸象，學海無舟。編者遵師所教，總結數代老師心傳，根據前輩提煉出的必讀書目，請教中醫文獻老前輩，選擇最佳版本，聘請專人精心校讎，依學習步驟，次第成輯。叢書以學習傳統中醫的啟蒙讀本爲開端，繼之以必學經典、各家臨證要籍，最終歸於《易經》，引導讀者進入『醫易大道』的高深境界。

叢書編校過程中，得到中醫界老前輩的全面指導。長期以來，編者通過各種方式求教於他們，師徒授受、臨證帶教、授課講座、耳提面命、電話指導。他們對本叢書的編輯、刊印給予了悉心指導，提出了寶貴的修改意見。三十餘位老先生一致認同：『成爲真正的、確有資格的中醫，一定要學好中國傳統文化！首先做人，再言學醫。應以啟蒙讀本如脈訣、藥性、湯頭爲開端，基本功要紮實；經典是根基，繼之以必學的中醫四大經典；各家臨證要籍、醫案等開拓眼界，充實、完善自己師承的醫學理論體系。趁著年輕，基礎醫書、經典醫書背熟了，終生受益！』『始終不可脫離臨床，早臨證、多臨證、勤臨證、反復臨證，不斷總結。中醫的生命力在臨床。』幾位老中醫強調：行有餘力，可深入研讀《易經》、《道德經》等。

百歲高齡的國醫大師干祖望老師談到：要成爲合格的中醫接班人，需具備『三萬』：『讀萬卷書，行萬里路，肉萬人骨。』並且諄諄告誡中醫學子：『首先必讀陳修園的《醫學三字經》。這本一定要讀！一定讀，非讀不可！對！熟記這一本，基礎紮實了，再讀《内經》、《本草》、《傷寒》，可以重點做讀書筆記。經典讀熟了，要讀「溫病」的書，我臨床上使用「溫病」的方子療效更好。』作爲《醫道傳承叢書》名譽總主編，他的理念思路代表了老一代的傳統學醫路徑。

國醫大師鄧鐵濤老先生强調了中醫的繼承就是對中華優秀傳統文化的繼承，中醫學是根植于中華文化、不同於西方現代醫學，臨床上確有療效，獨立自成體系的醫學。仁心仁術，溫故知新，繼承不離本，創新不離宗。

老先生們指出：『夫生者，天地之大德也；醫者，贊天地之生者也。』（《類經圖翼·序》）中醫生生之道的本質就是循生生之理，用生生之術，助生生之氣，達生生之境。還指出：中醫學術博大精深，是爲民造福的寶庫。學好中醫一要有悟性，二要有仁心，三要具備傳統文化的功底。只有深入中醫經典，用中醫自身理論指導臨床，才會有好的中醫療效。只有牢固立足中醫傳統，按照中醫學術自身規律發展，中醫才會有蓬勃的生命力。否則，就會名存實亡。

在此，叢書編委會全體成員向諸位老前輩表示誠摯的謝意。

本叢書在編輯、聘請顧問過程中得到北京中醫藥大學圖書館古籍室邱浩老師鼎力支持、大力協助，在此特致鳴謝！感謝書法家羅衛國先生爲本叢書題簽（先生系國學大師羅振玉曾孫，愛新覺羅·溥儀外孫，大連市文化促進會副會長，大連墨緣堂文化藝術中心負責人）。

古人廣藏書、精校書是爲了苦讀書、得真道。讀醫書的最終目的，在於領悟古人醫學神韻，將之施用於臨床，提高療效，造福蒼生。人命關天，醫書尤其要求文字準確。本套叢書選擇善本精校，豎版、繁體字排印，力求獻給讀者原典範本，圍繞臨證實踐，展示傳統中醫學教程的原貌，以求次第引導學習者迅速趣入中醫學正途。學習中醫者手此一編，必能登堂入室，一探玄奥；已通醫術的朋友，亦可置諸案頭，溫故知新，自然終生受益。限於條件，内容有待逐漸豐富，疏漏之処，歡迎大家批評指正。

學習方法和各輯簡介

良師益友，多方請益。勤求古訓，博采眾方。慎思明辨，取法乎上。學而時習，學以致用。大慈惻隱，濟世救人。（道生堂學規）。

古人學醫的基本形式爲半日侍診，半日讀書。行醫後還要堅持白天臨証，晚間讀書，終生學習。《朱子讀書法》說：『於中撮其樞要，厘爲六條：曰循序漸進，曰熟讀精思，曰虛心涵泳，曰切己體察，曰著緊用力，曰居敬持志。……大抵觀書，先須熟讀，使其言皆若出於吾之口。繼以精思，使其意皆若出於吾之心。然後可以有得爾。』讀書先要誦讀，最好大聲地念，抑揚頓挫地念，能夠吟誦更好。做到眼到、口到、心到，和古人進入心息相通的境界，方可謂讀書入門。叢書大部分採用白文本，不帶註釋，更有利於初學者誦讀原文；特別是四大經典，初學者不宜先看註釋，以防先入爲主。書讀百遍，其義自見。在成誦甚至背熟後，文意不明，才可參看各家註釋，或請教師長。

在讀書教程方面，一般分三個學習階段，即基礎課程、經典課程、臨證各家。

第一輯：醫道門徑

本輯對應基礎課程，初學者若不從基礎入手，則難明古經奥旨。

《醫學三字經》是清代以來公認的醫學正統入門書，其內容深入淺出，純正精粹。《瀕湖脈學》是傳統脈訣代表，脈學心法完備、扼要。《藥性賦・藥性歌括》，其中《藥性賦》是傳統本草概說，兼取《藥性歌括》，更適於臨證應用。《醫方集解》之外，又補充了《長沙方歌括》、《金匱方歌括》、《時方歌括》，歌訣便於背誦記憶。經方法度森嚴，劑量及煎服法都很重要！包含了經方劑量、煎服法的歌括，初學者要注意掌握。

第二輯：醫道準繩

本輯對應經典課程。《黃帝内經》（包括《素問》、《靈樞》）、《神農本草經》、《傷寒論》、《金匱要略》、《難經》，爲中醫必學經典，乃醫道之根本、萬古不易之準繩。醫道淵深，玄遠難明，故本輯特編附翼：《太素》《甲乙經》《難經集注》《脈經》等，詳爲校注，供進一步研習中醫四大經典之用。

第三輯：醫道圓機

本輯首選清代葉、薛、吴、王溫病四大家著作，以爲圓機活法之代表，尤切當今實用。歷代各家著作，日後將擇期陸續刊印。明末清初大醫尊經崇原，遂有清代溫病學說興起。各家學說、臨證各科均爲經典的靈活運用，在學習了經典之後，才能融會貫通，悟出圓機活法。

第四輯：醫道溯源

本輯對應醫道根源、醫家修身課程。

《易經》乃中華文化之淵藪，『醫易相通，理無二致，可以醫而不知易乎？』（《類經附翼》）

《黃帝內經》夙尚『恬淡虛無，真氣從之；精神內守，病安從來』之旨；《道德經》一本『道法自然』、『清靜爲天下正』之宗，宗旨一貫，爲學醫者修身之書。

《漢書·五行志》：『《易》曰：「天垂象，見吉凶，聖人象之；河出圖，雒出書，聖人則之。」劉歆以爲虙羲氏繼天而王，受《河圖》，則而畫之，八卦是也；禹治洪水，賜《雒書》，法而陳之，《洪範》是也。』《尚書·洪範》爲『五行』理論之源頭。

隋代蕭吉《五行大義》集隋以前『五行』理論之大成，是研究『五行』理論必讀之書。

繁體字的意義

傳承醫道的中醫原典，採用繁體字則接近古貌，故更爲準確。

以《黃帝內經·靈樞·九針十二原》爲例：

繁體字版：『知機之道者，不可掛以髮；不知機道，叩之不發。』

簡體字版：『知机之道者，不可挂以发；不知机道，叩之不发。』

《靈樞經》在這裏談到用針守機之重要。邪正之氣各有盛衰之時，其來不可迎，其往不可及。宜補宜瀉，須靜守空中之微，待其良機。當刺之時，如發弩機之速，不可差之毫髮，於邪正往來之際而補瀉之；稍差毫髮則其機頓失。粗工不知機道，敲經按穴，發針失時，補瀉失宜，則血氣盡傷而邪氣不除。簡體字把『髮』、『發』統寫爲『发』字，給理解經文造成了障礙。

繁體字版：『方刺之時，必在懸陽，及與兩衛，神屬勿去，知病存亾。』

簡體字版：『方刺之时，必在悬阳，及与两卫，神属勿去，知病存亡。』

『衛』，《甲乙經・卷五第四》《太素・卷二十一》均作『衡』。『陽』『衡』『亾』皆在段玉裁《六書音韻表》古韻第十部陽韻；作『衛』則於韻不協。『衡』作『眉毛』解，《靈樞・论勇第五十》曰：『勇士者，目深以固，長衡直揚。』『兩衡』即『兩眉』，經文的意思是：『准備針刺之時，一定要仔細觀察患者的鼻子與眉毛附近的神彩；全神貫注不離開，由此可以知道疾病的傳變、愈否。』於醫理爲通；『衡』又作『眉上』解，《戰國策・中山策》鮑彪注：『衡，眉上。』『兩衡』指『兩眉之上』，於醫理亦通。作『兩衛』則於上下文句醫理難明。故『衛』乃『衡』形近鈔誤之字，若刊印爲簡化字『卫』，則難以知曉其當初爲『衡』形近致誤。

《醫道傳承叢書》編委會　壬辰正月

校注説明

《黄帝内經》、《八十一難》、《神農本草經》、《傷寒雜病論》，醫界一般公認成書於漢末之前，稱爲中醫四大經典。

《黄帝内經》十八卷，主要内容包括今傳《素問》、《靈樞》。今可見傳本有：唐·寶應間啟玄子王冰次注、北宋·嘉祐間校正醫書局新校正的《重廣補注黄帝内經素問》二十四卷，南宋·紹興間成都史崧校正音釋的《黄帝内經靈樞》二十四卷。曹魏·甘露間皇甫謐撰集《針經》、《素問》、《明堂孔穴針灸治要》之文，部次甲乙以成《黄帝三部針灸甲乙經》，故傳世《甲乙經》十二卷可窺見《黄帝内經》漢魏之際大致的文字風貌。唐高宗年間，通直郎守太子文學楊上善曾奉敕撰注《黄帝内經太素》三十卷，該書最遲體現了《黄帝内經》隋唐之際文字面貌，楊氏注與王冰注，同爲研讀《黄帝内經》極其重要的參考。此外，《八十一難》、《脉經》、《諸病源候論》、《千金要方》、《千金翼方》、《史記正義·扁鵲倉公列傳》、《外臺秘要方》、《醫心方》、《素問入式運氣論奥》、《傷寒類證活人書》、《素問病機氣宜保命集》、《黄帝内經靈樞略》等書中，均有關於《黄帝内經》的部分引文，或不見於今傳本，或與今傳本大同。宋代駱龍吉[①]，

① 以下所列舉《黄帝内經》、《八十一難》、《神農本草經》、《傷寒論》、《金匱要略》注疏、發揮等中日古醫家姓名，僅針對有著作傳世者而言。參見薛清録主編《中國中醫古籍總目》，上海辭書出版社2007年出版。

金代劉完素，元代滑壽，明代熊均、汪機、孫一奎、馬蒔、黄俅、胡文煥、吴崑、張景岳、王九達、李中梓，清代顧沅、林瀾、姚止庵、汪昂、張志聰、高世栻、馮兆張、陳世傑、薛本宗、鄭道煌、王大斌、薛雪、黄元御、沈堯封、江有誥、陳念祖、章楠、周長有、吴宗善、張琦、錢熙祚、顧觀光、高億、馮承熙、張文虎、陸懋脩、俞樾、胡澍、周學海、戈頌平、孫詒讓、于鬯、孫鼎宜、田晉藩、姚凱元、丁士涵、王義桐，日本竹中通庵、目黑道琢、金窪七郎、丹波元簡、丹波元堅、度會常珍、喜多村直寬、澁江抽齋、森立之、山田業廣、伊澤棠軒，等等前賢，其注釋發揮、訓解校勘，於深入學習《黄帝内經》極有幫助。

《八十一難》後世多稱《難經》，今傳本以宋代《王翰林集注八十一難經》、李駉《黄帝八十一難經纂圖句解》，元代滑壽《難經本義》，明代熊均《勿聽子俗解八十一難經》、張世賢《圖注八十一難經辨真》、王文潔《圖注八十一難經評林捷徑統宗》、童養學《圖注八十一難經定本》、内府司禮監經廠刻《醫要集覽》中白文本之《難經》，清代王三重《難經廣說》、莫熺《難經直解》、沈德祖《越人難經真本說約》、徐大椿《難經經釋》、丁錦《古本難經闡注》、黄元御《難經懸解》、熊慶笏《扁鵲脉書難經》、袁崇毅《難經晰解》、周學海《增輯難經本義》、葉霖《難經正義》、力鈞《難經古注校補》，以及日本吉田宗恂、壽德庵玄由、貞竹玄節、森本玄閑、草刈三越、名古屋玄醫、古林正禎、加藤宗博、廣岡蘇仙、滕萬卿、菊池玄藏、丹波元胤、山田業廣等人相關撰著，可供研讀。

《神農本草經》原書今佚，後世多據《本草經集注》（殘卷）、《新修本草》（殘卷）、《經史證類大觀本草》、《重修政和經史證類備用本草》、《本草衍義》、《本草綱目》、《本草和名》以及《爾雅注疏》、《經典釋文》、《藝文類聚》、《初學記》、《太平御覽》等書輯佚。明代盧復，清代過孟起、孫星衍、孫馮翼、顧觀光、黄奭、姜國伊、王闓運、蘇龍瑞，民國劉復，日本狩谷棭齋、森立之等均有考證輯復本，明代繆希雍、滕宏，清代張志聰、葉桂、徐大椿、陳念祖、吴世鎧、鄒澍、汪宏、莫文泉、戈頌平、仲學輅等，其注解疏證頗資參考。

今醫界一般認爲，《傷寒雜病論》包括今傳《傷寒論》、《新編金匱方論》（後世稱《金匱要略》）兩部分内容。據世傳《傷寒論·自序》可知，《傷寒雜病論》原有十六卷，爲漢末·南陽張機仲景先生『勤求古訓、博採衆方』而纂述成編。漢末戰亂，『仲景書』散佚，頗得益於魏晉間太醫令王叔和整理，後世方能得見。《甲乙經·序》曰：『近代太醫令王叔和撰次仲景遺論甚精，皆可施用。』《太平御覽·卷七百二十二》引有：『高湛《養生論》曰：王叔和性沈靜，好著述，考核遺文，採摭群論，撰成《脉經》十卷；編次張仲景方論，編爲三十六卷，大行於世。』北宋熙寧間，校正醫書局校訂《脉經》進呈劄子曰：『（對《脉經》傳本）除去重複，補其脱漏，其篇第亦頗爲改易，使以類相從。』世傳《脉經》卷一、五散見、卷七集中載有與今《傷寒論》大致相同條文，卷三、四、六、七、九散見、卷八集中載有與今《新編金匱方論》大致相同條文。故據《脉經》可略窺《傷寒雜病論》魏晉時期大致文字面貌。

唐·貞觀間魏徵等修《隋書·經籍志》，主要依據梁·阮孝緒《七録》、隋·柳顧言《隋大業正御書目錄》等書而撰，載有：『《張仲景方》十五卷。仲景，後漢人。』後晉·劉昫等修《舊唐書·經籍志》主要依據唐·開元間毋煚《古今書錄》等書所撰，載有：『《張仲景藥方》十五卷。王叔和撰。』北宋仁宗朝歐陽修等撰修《新唐書·藝文志》亦主要依據《古今書錄》，并據當時所能見史料增補了《舊唐書·經籍志》漏載的有唐一代典籍，載有：『王叔和《張仲景藥方》十五卷。又《傷寒卒病論》十卷。』中唐玄宗天寶年間，王燾據唐臺閣弘文館圖籍方書編纂了《外臺秘要方》，收錄、轉引『張仲景《傷寒論》』二百餘條條文及諸多方藥，除包含與今《傷寒論》、《新編金匱方論》相同的內容外，尚有其他佚文，據引書出處可知該書至少有十八卷。《唐會要·卷八十二·醫術》有如下記載：『乾元元年二月五日制：自今已後，有以醫術入仕者，同明經例處分。至三年正月十日，右金吾長史王淑奏：醫術請同明法選人。自今已後，各試醫經、方術策十道，《本草》二道，《脉經》二道，《素問》十道，張仲景《傷寒論》二道。』唐玄宗天寶至唐肅宗乾元僅十幾年時間，故此推論《唐會要》所載與《外臺秘要方》所引『張仲景《傷寒論》』爲一部書，該書可以看作《傷寒雜病論》在唐代的一種傳本。由上可知，《傷寒雜病論》十六卷，其傳本六朝、隋唐之際曾被稱作《張仲景方》、《張仲景藥方》、《傷寒卒病論》、『張仲景《傷寒論》』等，或作十五卷、或作十卷、或至少十八卷等，流傳於世。

北宋校正醫書局整理的《新編金匱方論·林序》曰：『翰林學士王洙在館閣日，於蠹簡中得仲景《金匱玉函要略方》三卷：上則辨傷寒，中則論雜病，下則載其方并療婦人。』據此可推論：《金匱玉函要略方》當爲《金匱玉函方》①的節略本，《金匱玉函方》或爲對《張仲景藥方》的尊稱②，則《傷寒雜病論》原書的大致框架爲『上則辨傷寒，中則論雜病，下則載其方并療婦人』，內容應當囊括今傳《傷寒論》③與後世稱《金匱要略》者。

魏晉·皇甫謐《甲乙經·序》曰：『仲景論廣伊尹《湯液》爲十數卷，用之多驗。』限於目前文獻資料，尚難確切斷言《傷寒雜病論》就是依據所謂『伊尹《湯液》』一書體例而增廣④，筆者試作如下推測：從古書初創、成編、流傳的普遍規律而言，先秦兩漢大部分著作，其撰著初創至成編定型，多非一人一時完成，如《周易》之作『人更三聖，世歷三古』（《漢書·藝文志》），《黃帝內經》至少引用過《上經》、《下經》、《揆度》、《奇恒》等十幾種古醫書。《漢書·藝文志》轉載了西漢·劉歆《七略》之文，其《方技略·經方類》曰：

---

① 北宋·唐慎微《證類本草》引用過《金匱玉函方》八條文字，其中有三條與今本《新編金匱方論》大同，另外五條不見於今傳本。

② 日人·丹波元胤《醫籍考》曰：『《金匱玉函》原是葛洪所命書，即後人尊宗仲景者，遂取爲之標題也。以其珍秘不出之故，著錄失其目歟？』

③ 《新編金匱方論·林序》曰：『以其「傷寒」文多節略，故所自「雜病」以下，終於飲食禁忌。』《金匱玉函經》與《金匱玉函要略方》同有『金匱玉函』四字，則所謂《金匱玉函經》極有可能就是《金匱玉函要略方》最初祖本《金匱玉函方》中論述『傷寒病』較完整的那部分。

④ 目前，今天能見到的五代十國以前任何一部古書，除《甲乙經·序》籠統而說之外，未見一段條文或一個處方標明出自『伊尹《湯液》』，亦沒有張仲景曾引用過『伊尹《湯液》』的只言片語。《漢書·藝文志》未注明《湯液經法》爲何人所作。之後歷代官私目錄書未見著錄《湯液經法》或伊尹《湯液》。由現代人張大昌先生處傳抄的《輔行訣五臟用藥法要》曰：『陶云：漢晉以還，諸名醫輩，張機、衛汜、華元化、吳普、皇甫玄晏、支法師、葛稚川、范將軍等，皆當代明賢，咸師式此《湯液經法》。』亦引用『隱居曰』、『陶氏云』，則該書斷非陶弘景本人所作。考陶弘景本人《本草經集注·序錄》曰：『張仲景一部，最爲眾方之祖宗，又悉依《本草》。』陶氏以仲景書爲當時方書之祖，隻字未提《湯液經法》。因該卷子原件毀於文革，確切著作年代目前難考。

《五藏六府痺十二病方》三十卷。
《五藏六府疝十六病方》四十卷。
《五藏六府癉十二病方》四十卷。
《風寒熱十六病方》二十六卷。
《泰始黄帝扁鵲俞拊方》二十三卷。
《五藏傷中十一病方》三十一卷。
《客疾五藏狂顛病方》十七卷。
《金創瘲瘛方》三十卷。
《婦人嬰兒方》十九卷。
《湯液經法》三十二卷。
《神農黄帝食禁》七卷。

上述古方書《漢書》之後未曾再見著録，難道這經方十一家、近三百卷的古方書，其内容東漢時期一下子全部亡佚了？李學勤先生在《對古書的反思》一文中指出：大量出土簡帛古籍與傳世古書相對比，不難看出先秦兩漢古書在漫長的流傳過程中，大致出現了①佚失無存②名亡實存③爲今本一部④後人增廣⑤後人修改⑥經過重編⑦合編成卷⑧篇章單行⑨異本並存⑩改換文字等十種情況。吴少瑉、趙金昭主編《二十世紀疑古思潮》書中談到：

如山東臨沂銀雀山漢墓出土的有些篇與《管子》有密切關係，尤其是《王兵》篇，其內容分別見於《管子》的《七發》、《參思》、《地圖》等篇，通過對比可以看出是《管子》襲用、割裂《王兵》篇的。這對於了解《管子》的成書過程有重要意義。同時，古代數術、方技方面的著作，也是以較早的同類著作爲依據，逐漸修改、增益而成定本的。如馬王堆帛書和張家山漢簡中的《脉書》，可以視作《黄帝內經·靈樞》中的《經脉》篇的祖本；張家山漢簡《算數書》即後來《九章算術》的源頭。

由此可知，西漢時期經方十一家、近三百卷的方書內容不會在東漢亡佚得乾乾淨淨，理當或多或少地被後世醫家所繼承，並以不同形式被後世醫書所收錄（醫方運用會隨時代、地域、師傳、臨證等因素有所變化，著錄古方有所化裁、增删在所難免）。我們今天所能見到的漢代方書，傳世的只有『仲景書』。晋宋間陳延之《經方小品·序》曰：『漢末有張仲景，意思精密，善詳舊效，通於往古，自此以來，未聞勝者。』梁代陶弘景《本草經集注·序錄》曰：『張仲景一部，最爲衆方之祖宗。』不難看出，東晋、南朝醫家即尊『仲景書』爲集漢代之前醫方大成之作。

從醫學發展的規律與中醫傳承的特色而言，病脉證治、理法方藥、煎法服法完備，除去重復、載有約三百餘首療效奇佳經方，標識着辨證論治體系構建相對成熟的『仲景書』，不會在東漢末年一下子憑空產生，必然會對前代醫家之作有所繼承。依據《傷寒論·自序》『勤求古訓，博采衆方』爲線索，筆者曾將武威、居延等地出土的《漢代醫簡》所載病證方藥逐條與世傳《傷寒論》、《新編金匱方論》對比，發現二者存在一定的條文類似、方藥接近的特點（此不贅述）；又《傷寒論》中存在諸多『本云……今……』爲句式的條文；且世傳《傷寒論》主要以『六經』、『可與不可』爲綱領鈐百病、次條文，冠有辨脉、平脉等內容，《新編金匱方論》主要以內科、婦科雜病病名爲綱領敘百病、編條文，殿以飲食禁忌等內容，此二書統御百病、貫穿條文體例存在較大差異。以上均可表明『仲景書』對東漢末年之前的多種古醫書內容有所繼承，有所收錄。『仲景論廣伊尹《湯液》』，是否可以這樣理解：《甲乙經·序》作者認爲善於烹調、理國有方、年享過百歲的商相伊尹創制了『湯液』療法，仲景先生匯集、增刪、完善了當時流傳的這方面著作。但是目前在沒有版本依據、確鑿史料證據的前提下，無法僅從文字理校便明確離析出今傳『仲景書』中哪些內容一定爲東漢仲景所作，哪些內容一定爲魏晉王叔和編撰，哪些內容確爲仲景所引用、且一一源自哪部古代方書。

學術的討論是沒有止境的，本次點校，筆者傾向於東漢末年仲景先生當初撰述有《傷寒雜病論》一部醫著。戰亂散佚後，王叔和對其如何編次、整理，今已難詳考。醫書得以傳承不墜，要在切用臨床，『仲景書』效驗昭彰，被傳抄者據所需內容，離析重編，在所難免。《經方小品·序》引用『《秘閣四部書目錄》所載錄者』曰：『《張仲景辨傷寒并方》有九卷，而世上有不啻九卷，未測定幾卷，今且以目錄爲正。《張仲景雜方》有八卷。』《經方小品》大約成書於南朝宋齊時期，所引《秘閣四部書目錄》大約在劉宋元嘉八年成書，故可知至少東晉、宋齊之際，『仲景書』即以『辨傷寒并方（對應後世《傷寒論》）』、『雜病藥方（對應後世《金匱要略》）』兩個内容各異的傳本流傳於世。

南朝、隋唐之際，因戰亂刧火、醫家珍秘等因素，『仲景書』被輾轉傳抄，兩大傳本於世間時隱時現。《隋書·經籍志》還載有：『梁有《張仲景辨傷寒》十卷……《王叔和論病》六卷，《張仲景評病要方》一卷……亡。』『《張仲景療婦人方》二卷。』日本約寬平之際（相當於中國唐末昭宗在位時期）藤原佐世編撰的《日本國見在書目録》載有：『《張仲景方》九（卷）。』初唐高宗永徽年間，孫思邈編撰《備急千金要方》時曾慨歎曰：『江南諸師秘仲景要方不傳。』僅收載了與今傳本《傷寒論》、《金匱要略》大致相同的少量條文、方藥。孫思邈晚年得到『傷寒大論』，唐高宗永淳年間收入《千金翼方》卷九、卷十中，内容包括『三陽三陰病狀治方、傷寒忌宜、霍亂、陰易病已後勞復』等，與今傳本《傷寒論》大致相同，與《金匱玉函經》篇目文句更爲接近，孫氏『以方證同條，比類相附』，將原書附方一一繫於對應證治條文之下。故據《千金翼方》可略窺《傷寒論》初唐時期某傳本之大致面貌。

北宋太宗太平興國至淳化年間，王懷隱等編成《太平聖惠方》，其卷八集中收錄有與今傳本《傷寒論》、《金匱玉函經》以及《千金翼方》、《脉經》所引用《傷寒論》條文大致相近文字。其中『可與不可』列目，與《金匱玉函經》、《脉經·卷七》基本相同。《太平聖惠方》卷九至卷十四所收載條文、方藥經與《外臺秘要方》對比，可知其來源於六朝至隋唐多部方書，其中僅零散收載有與今傳本《傷寒論》、《金匱要略》文字相近條文、方藥。又考《太平聖惠方》收載『仲景書』條文數量較今傳本《傷寒論》諸書明顯爲少，且文字簡約，省文較多，風格自成一體；藥物劑量、炮製、處方煎煮、服法、用量，與《太平聖惠方》他卷方劑體例一致，共具編書時代之特點。該書卷首《敘爲醫》列舉名醫『華佗、扁鵲』等人，未言仲景；羅列醫著『《甲乙》《素問》』等書，未及《傷寒》。《論合和》曰：『又古方藥味，多以銖兩，及用水皆言升數……削舊方之參差，洽今時之行用。』據此推論：北宋初，王懷隱等人尚未推崇張仲景，『求妙删繁，備諸方冊』（《太平聖惠方·序》），對所見『仲景書』删削繁複，精煉條文，簡潔文字，并據該書《論合和》體例，對方藥劑量、煎服法等作了統一處理。

北宋英宗治平年間，校正醫書局整理古代醫書，首先校正《傷寒論》、《金匱玉函經》、《金匱要略》，確定了傳世『仲景書』爲專論『傷寒』與主論『雜病』兩大傳本框架①。專論『傷寒』傳本體系代表醫著主要有：北宋校正醫書局校刊之《傷寒論》、《金匱玉函經》、金·成無己《注解傷寒論》、唐敦煌卷子殘本、《脉經》收錄本、《千金翼方》收錄本、《太平聖惠方》收錄本等；內容亦散見於《肘後方》、《經方小品》、《千金要方》、《外臺秘要方》、《醫心方》等。主論『雜病』傳本體系代表醫著主要有：北宋校正醫書局校刊之《新編金匱方論》、《金匱要略

① 考今傳本《傷寒論》與《金匱要略》有關『婦人熱入血室』、『蚘厥』、『穀疸』等條文證治方藥幾乎完全相同；《傷寒論》『辨痓濕暍』篇僅列證治無方藥，《金匱要略》『辨痓濕暍』篇既列證治又有方藥，且前者條文略少於後者；《傷寒論》未出現越婢湯組成，《傷寒論·卷二·第五》桂枝二越婢一湯方後宋臣注曰：『越婢湯，方見《仲景雜方》中。』考今《金匱要略·卷中·水氣病脉證并治第十四》載其方藥。由此可知，《傷寒論》與《金匱要略》當初本爲一書，後世據論述側重不同將其分開，故此二書出現彼此重複條文，又出現此書僅有證治或提及方名，而方藥見於他書現象。

方》、《新編金匱要略方論》、《金匱玉函要略方論》、《脉經》收録本等；內容亦散見於《肘後方》、《經方小品》、《千金要方》、《千金翼方》、《外臺秘要方》、《太平聖惠方》、《醫心方》、《證類本草》等書。

對《傷寒論》、《金匱要略》二書作統一注疏研究的醫家，據其傳世醫著大致可知有，清代：張志聰、徐彬、周揚俊、沈明宗、魏荔彤、尤怡、邵成平、吴謙、史大受、黄元御、曹家珍、何世仁、陳念祖、何貴孚、汪宗沂、宮藻、黄鈺、栗山痴叟、沈靈犀、李纘文、唐容川、耿劉霦、包桃初、田伯良、戈頌平、孫楨、周一寧、孫鼎宜等；日本：吉益爲則、邨井杶、山田正珍、品丘明、內藤希哲、小島瑞、淺野韞玉、佐藤正昭、鈴木一貫、藤田大信、扶陽老人、丹波元堅、喜多村直寬、田中榮信、德內常矩等。

《金匱要略》傳世可見者主要有兩大版本體系：其一，北宋治平三年國子監刊刻大字本《新編金匱方論》（今以元後至元鄧珍刻本爲代表）；其二，北宋紹聖三年國子監刊刻小字本《金匱要略方》（今以明洪武吴遷據祝均實藏古本鈔本爲代表）。《新編金匱方論》對後世影響最大，明嘉靖俞橋刻本《新編金匱要略方論》、萬曆趙開美刻本《金匱要略方論》、萬曆徐鎔校醫統正脉全書刻本《金匱玉函要略方論》，後世《金匱要略》各家注疏、發揮等使用底本均屬這一版本體系。《金匱要略方》明洪武之後鮮爲人知，近年方有中日學者對其關注。

《金匱要略》古代注家可資研讀者：元代趙以德等，清代張志聰、徐彬、程林、李彣、周揚俊、沈明宗、魏荔彤、尤怡、吴謙、朱音恬、黄元御、周泗齋、陳念祖、黄子言、朱光被、周孝玹、高學山、唐容川、葉霖、嚴嶽蓮、憑虛子、汪近垣、李保常、許宗正、吴槐綬等，對該書發揮、方論、歌括等可資研讀者：清代邵成平、陳元犀、祝補齋、楊希閔、陳蔚山、栗山癡叟、戴心田、沈靈犀、王介庵、戈頌平、鐘文焕、韓善徵、韓鴻、汪廣、王霖、冠時、蘇國梁、李蓉墀等。此外，日本醫家名古屋玄醫、劉棟田良、平安古野了作、山田正珍、扶陽老人、丹波元簡、谷其章、丹波元堅、飯田鼎、山田業廣、喜多村直寬等相關著作，頗值玩味。

有關《傷寒論》、《金匱要略》的學習，筆者經研考、習用經方明師本人[①]或其傳人指點，有如下心得以供參考：

一、選定善本，堅持日課，背誦、熟讀或抄寫、默寫原文，條文次序不變。運用樸學『以字考經』方法解讀原文，明確每段條文中詞與詞、句與句之間以及每篇條文前後順序的邏輯關係。原文互參，前後發明，以張仲景解張仲景。

二、了解『仲景書』成書背景、存佚情況，《傷寒》、《金匱》版本流傳史與諸版本優劣[②]。《傷寒》諸版本互參，并與《玉函》、《脉經》及《小品》、《病源》、《千金》、《千金翼》、《外臺》、《醫心方》、《聖惠》等書收載『傷寒條文、方藥』對照研讀；《金匱》諸版本互參，并與《脉經》、《小品》、《病源》、《千金》、《千金翼》、《外臺》、《醫心方》、《聖惠》、《證類本草》

① 如：李克紹先生當年曾親口對筆者説：『（學習中醫經典）要死進去，活出來。不可死於句下，患者身上的疾病不是照書本上長的。』
② 可參考錢超塵先生著《傷寒論文獻通考》，學苑出版社二〇〇七年二月出版。

等書收載『金匱條文、方藥』對照研讀。《傷寒論》、《金匱要略》相互參照，作一縱一横解讀。

三、讀書讀至無字處，揣摩原書省略之文、減略之方，體悟條文言外之意。

四、勤求古訓，學有所本，博采衆方，不囿門户。結合《素問》、《靈樞》、《八十一難》、《神農本草經》解讀；綜合歷代、包括日本漢方醫家之《傷寒》、《金匱》注疏、發揮論著解讀；結合先秦兩漢《五十二病方》、《武威漢代醫簡》、《老官山漢墓醫簡》等古方書解讀；參考魏晉至北宋初《甲乙》、《肘後》、《小品》、《鬼遺方》、《病源》、《太素》、《千金》、《千金翼》、《外臺》、《醫心方》、《聖惠》、《證類本草》、《中藏經》、《褚氏遺書》等古醫書相關内容解讀；對比後世金元四家、溫病學説等其他辨證論治體系解讀。

五、由跟師抄方而獨立應診，始終如一密切聯繫臨床解讀，由博返約，知常達變，以提高療效，造福患者爲學習目的，仁術濟世，淡泊名利。

以下簡單談談關於本書的點校情況：

甲、底本與校本

一、底本：《新編金匱方論》：北京大學圖書館藏元末後至元六年庚辰（一三四〇）樵川鄧珍序刻、明嘉靖修補本。參見《中華再造善本》國家圖書館影印本，二〇〇五年十二月第一版。簡稱『鄧本』。

二、對校本

（一）《金匱要略方》：上海圖書館藏明洪武二十八年乙亥（一三九五）吳遷據祝均實藏古本鈔本。參見上海科學技術文獻出版社影印本，二〇一一年四月第一版。簡稱『吳本』。

（二）《新編金匱要略方論》：明嘉靖俞橋刻本。參見民國十八年己巳（一九二九）商務印書館涵芬樓《四部叢刊初編·子部》影印本。簡稱『俞本』。

（三）《金匱要略方論》：中國中醫科學院藏明萬曆二十七年己亥（一五九九）海虞趙開美刻、沈琳仝校本（《仲景全書》第四種）。參見中醫古籍出版社影印本，二〇一一年八月第二版。簡稱『趙本』。

（四）《金匱玉函要略方論》：明萬曆十三年乙酉（一五八五）徐鎔校勘，明萬曆二十九年辛丑（一六〇一）新安吳勉學校刻本（《古今醫統正脉全書》四十四種之一）。參見清光緒三十三年丁未（一九〇七）京師醫局翻刻本。簡稱『醫統徐鎔本』。

三、他校本

（一）《傷寒論》：中國中醫科學院圖書館藏明萬曆二十七年己亥（一五九九）海虞趙開美據北宋元祐三年國子監刊刻小字本翻刊、沈琳仝校、長洲趙應期刻本（《仲景全書》第一種）。參見中醫古籍出版社影印本，二〇一一年八月第二版。簡稱『《傷寒》』。

（二）《金匱玉函經》：清康熙五十六年丁酉（一七一七）上海陳世傑據何焯鈔宋本校勘、

起秀堂刻本。參見中醫古籍出版社影印本，二〇一〇年九月第一版；另參見一九五五年人民衛生出版社影印『本衙藏板』本。簡稱『《玉函》』。

（三）《脉經》：明嘉靖間佚名氏據南宋嘉定十年丁丑（一二一七）何大任翻刻北宋『紹聖小字監本』刊本之重刻本。參見日本東洋醫學研究會《東洋醫學善本叢書·七》影印本，一九八一年十月十日發行。

（四）《黃帝三部針灸甲乙經》：明萬曆二十九年辛丑（一六〇一）新安吳勉學校刻本（《古今醫統正脉全書》四十四種之一）。參見人民衛生出版社影印本，一九五六年二月第一版。簡稱『《甲乙》』。

（五）《千金要方》：南宋初年刻本。參見日本東洋醫學研究會《東洋醫學善本叢書·九、十、十一》影印本，一九八九年五月二十五日發行；日本嘉永二年己酉（一八四九）江戶醫學館據南宋初年刻本影刻本，人民衛生出版社影印，一九五五年五月第一版。簡稱『《千金》』。

（六）《千金翼方》：元大德十一年丁未（一三〇七）梅溪書院刻本。參見日本東洋醫學研究會《東洋醫學善本叢書·十三、十四》影印本，一九八九年五月二十五日發行；另參見日本文政十二年己丑（一八二九）江戶醫學館據元大德梅溪書院刊本影刻本，人民衛生出版社影印，一九五五年五月第一版。簡稱『《千金翼》』。

（七）《外臺秘要方》：南宋紹興間據北宋刊本之重刻本。參見日本東洋醫學研究會《東洋醫學善本叢書·四、五》影印本，一九八一年十月十日發行。簡稱『《外臺》』。

乙、出注原則

以條文密切聯繫臨床實際、醫理爲臨床服務爲根本原則，綜合運用『四校法』對原書進行校勘，出注原則如下：

一、列異：底本、校本互異，然兩説皆通、各有所長者，出注列舉其異，不置可否。

二、似更義長：推測校本略微優於底本，難最終判定孰是，列舉其異，注明『似更義長』。

三、義勝：校本優於底本，若不改醫理、文理可通；但改後醫理、文理更佳者，列舉其異，注明『義勝』。若有數個校本均優於底本，但各校本互異，無法判定孰最優者，列舉其異，注明『均義勝』。

四、當從：校本明顯優於底本，改後醫理、文理明顯更佳，但不能確定所據校本確系無誤者，列舉其異，注明『當從』。

五、據改：底本明顯錯誤，不改醫理、文理俱不通；改後醫理、文理方能通，且所據校本確系無誤者，則據校本改正底本，并注明所據版本。

六、據補：底本脱文或殘缺、漫漶，有校本可據，則據校本補充底本，并注明所據版本。

七、忽略：底本、校本互異，底本可通，僅虛詞有無或辭異義同，無關醫理，不出注；底本爲優，校本有異，不出注。

八、鄧本目錄：鄧珍原刻本目錄與正文校對，脱漏處方據正文出現順序補入。方名細節與正文存在差異，但不致産生歧義者，保留目錄原貌，不作統一處理。

九、吴本與鄧本雖源自同一祖本，但因宋臣先後整理不同，故差異較大。其條文順序、文字表述有異，無關大礙者，一般不出注；吴本與鄧本方藥用量不同者出校注，具體炮製慣例性脱文不作校補；方後注『㕮咀』、『去滓』等慣例性脱文不作校補；吴本眉箋校記，於醫理者有所發明者出校，否則不出注。

十、校異引書：先列對校本，後列他校本。且各自據成書時間先後排序。

丙、異體字、俗體字、古俗今簡字、刻誤字

一、鄧本有不少異體字，今據具體語言環境統一徑改爲大陸通行繁體字①。如：豘(豚)、捄(救)、觧(解)、蛪(蜘)、冐(冒)、隂(陰)、衂(衄)、黒(黑)、痩(瘦)、焦(焦)、呉(吴)、乆(久)、譫(讝)、靣(面)、輙(輒)、兎(兔)、氷(冰)、佀(似)、揺(摇)等。

二、鄧本有大量俗體字，今據具體語言環境統一徑改爲大陸通行繁體字。如：甞(嘗)、舊(舊)、恭(恭)、暴(暴)、桼(桼)、竒(奇)、倚(倚)、漆(漆)、綂(統)、晋(晉)、圎(圓)、瀉(瀉)、瘧(瘧)、虎(虎)、歴(歷)、虚(虚)、矦(侯)、廬(廬)、䖝(蟲)、灰(灰)、塩(鹽)、葉(葉)、噦(噦)、茰(萸)、産(産)、壮(壯)、几(凡)、尤(尤)、臾(臾)、升(升)、獣(獸)、

① 大陸通行繁體字：參見王力主編《王力古漢語字典》，中華書局二〇〇〇年六月出版。

𩵋(魚)、鯸(鯸)、鮧(鮧)、鮮(鮮)、鱠(鱠)、鰌(鰌)、鱔(鱔)、鮓(鮓)、鰕(鰕)、痺(痹)、胛(脾)、髀(脾)、即(即)、害(害)、誤(誤)、灸(灸)、炙(炙)、微(微)、鼻(鼻)、湿(濕)、関(關)、與(與)、蜜(蜜)、躰(體)、經(經)、莖(莖)、蔞(蔞)、數(數)、藥(藥)、滓(滓)、遅(遲)、覚(覺)、攪(攪)、宿(宿)、麄(麤)、宛(宛)、盏(盞)、囊(囊)、断(斷)、熱(熱)、胷(胸)、举(舉)、麹(麯)、麸(麩)、苑(苑)、隠(隱)、欵(款)、色(色)、剤(劑)、噎(噎)、再(再)、乆(久)、泄(泄)、溟(溟)、满(滿)、兼(兼)、羸(羸)、鬼(鬼)、處(處)、処(處)、密(密)、膈(膈)、隔(隔)、翩(翩)、絶(絶)、黽(黽)、莧(莧)、腹(腹)、復(復)、傷(傷)、瀝(瀝)、爽(爽)、慎(慎)、裹(裹)、臺(臺)、捻(捻)、氣(氣)、度(度)、肺(肺)、叁(叁)、悪(惡)、難(難)、荅(答)、錢(錢)、臍(臍)、擣(擣)、帰(歸)、陥(陷)、當(當)、添(添)、搗(搗)、縄(繩)、冣(最)、猴(猴)、臚(臚)、櫻(櫻)、楓(楓)、欲(欲)、輙(輒)、腦(腦)、傳(傳)、嘔(嘔)、搏(搏)、摶(摶)、癥(癥)等。

三、鄧本有一定數量的俗體字與今天簡化字相同，是爲古俗今簡字，今據具體語言環境統一徑改爲大陸通行繁體字。如：盖(蓋)、弍(貳)、惊(驚)、干(乾)、乱(亂)、体(體)、减(減)、两(兩)、弹(彈)、黄(黄)、数(數)、属(屬)、脚(腳)、挛(攣)、无(無)、咳(欬)、尽(盡)、与(與)、参(參)、着(著)、贰(貳)、蚕(蠶)、实(實)、变(變)、蛎(蠣)、还(還)、芦(蘆)、脔(臠)、断(斷)、弥(彌)、余(餘)、瘘(瘻)、耻(恥)等。少部份古俗今簡字使用頻率較高，且諸書約定俗成，尊重原板，保留原貌。如：脉、白术、厚朴、猪苓等。

四、鄧本有一些刻工習慣性刻誤字，今據具體語言環境，統一徑改爲大陸通行繁體字。如：巳（已）、已（己）、伏（伏）、穀（穀）、忌（忌）、刺（刺）、初（初）、石（右）等。

五、鄧本爲避免混淆，刻工多將「一」刻作「乙」，其他尚有：壹、貳、叁、伍、拾等，尊重原板，保留原貌，不予統一律齊。

六、《金匱要略》中「痓」字後世多認爲當作「痙」，《注解傷寒論·卷二·第四》成無己曰：「痓，當作痙，傳寫之誤也。痓，惡也。」《玉函》全書刻作「痙」。然《玉篇·疒部》曰：「痓，風強病也。」《集韻·至韻》曰：「痓，風病。」《注解傷寒論·卷二·音釋》曰：「痓，一曰風病。」《本草綱目·百病主治藥上·痙風》曰：「痙風，即痓病。」是「痓」古通「痙」明矣。又因《金匱》諸版本、《傷寒論》、《脉經》、《甲乙經》、《病源》、《千金翼》等諸書皆作「痓」，故尊重底本，保留原貌，不作更改。

七、鄧本、《金匱》諸版本及《脉經》收載「金匱條文」諸版本，「摶」字大多刻作或鈔作俗體字「摶」①。鄧本「薄」、「傅」分別刻作「薄」、「傅」，「専」刻作俗寫「専」；而「轉」、「傳」均刻作正字，「專」不作俗寫「専」。《金匱要略》古本若有「摶」字，則鄧本該字當刻

① 鄧本《新編金匱方論·卷上·第二》：「風濕相摶。」趙開美本《金匱要略方論·卷上·第五》：「風血相摶。」「枯泄相摶。」《卷上·第十》：「邪正相摶。」《卷中·第十一》：「浮濇相摶。」《卷中·第十三》：「堅數相摶。」《卷中·第十四》：「風氣相摶。」「熱潛相摶。」「沈伏相摶。」「虛難相摶。」「寒水相摶。」《卷中·第十五》：「風寒相摶。」其「摶」字均刻作俗寫字「摶」。趙開美本《金匱要略方論·卷中·第十四》：「熱止相摶。」其「摶」字刻作正字「摶」。

作『摶』，不會是俗體字『摶』；否則『轉』、『傳』亦當刻作『轉』、『傳』。《說文・手部》：『摶，索持也，一曰至也。從手專聲。』原書各條文凡出現『摶』者，作『摶』字訓於醫理、文理均義勝，若訓作『摶』，則差矣。《傷寒論》諸版本同此①；《金匱玉函經》全書均刻作正字『摶』。又，敦煌殘卷《傷寒論》甲本②以及《脉經》元廣勤堂本、明翻宋本等古醫書，『摶』多作假借字『薄』，是古醫書原本作『摶』明矣。今從其本義，『摶』字統一作『摶』。

丁、方劑名、中藥名

一、鄧本正文中方劑名多作白字陰文，今據本次點校訂正後目錄，正文中對應方劑名均作黑體加粗以醒目。凡正文中無、目錄中據內容擬加方劑名，將正文中代表性詞語作黑體加粗，以爲標誌。凡正文附方中方劑名之上所引出處書名，均不作黑體加粗。

二、鄧本中藥名不規範、前後不統一、明顯刻誤者，徑改爲大陸通行繁體字規範中藥名，并予前後統一、更正。如：苽蒂（瓜蔕）、薬芦（藜蘆）、訶梨勒（訶黎勒）、芒消（芒硝）、括樓（栝蔞）、署預（薯蕷）、葶歷（葶藶）、干姜（乾薑）、牡礪（牡蠣）、旋復花（旋覆花）、鼠婦（鼠婦）、紫威（紫葳）、蘗汁（蘖汁）、硝石（消石）、黄栢（黄蘗）、防丰（防風）、豬苓（猪苓）、寘郎

① 《傷寒論》諸版本中『摶』字絕大多數刻作了俗寫字『摶』。趙開美本《傷寒論》之《卷二・第四》及《卷四・第七・子目》『風濕相摶』，有兩處『摶』字刻作俗寫字『摶』；《卷四・第七・子目》『風濕相摶』、《卷九・第二十》『振寒相摶』、《卷十・第二十二》『冷必相摶』，有三處『摶』字刻作俗寫字『摶』。

② 敦煌卷子《傷寒論》甲本（S202）殘存內容相當於今傳本《傷寒論・平脉法》，對應今傳本條文，『摶』字均鈔寫作『薄』。《周易・說卦傳》：『雷風相薄。』指打雷刮風，同時并至，雷風激蕩，風雷交爭，『薄』義同『摶』。是古『摶』與『薄』通假。

（檳榔）、黄芩（黄芩）、葫荽（胡荽）、礜石（礬石）、苦練（苦楝）等。

戊、斷句原則

一、鄧本篇題、條文之首往往有『○』，爲該篇題、條文獨立成段之間隔標誌，此次點校不予保留，一般據上下文義斷句後，該條文另起行作爲獨立一段。但一問一答條文由『○』間隔者、整段方後注藥物加減法由『○』間隔者，不另起行獨立成段。

二、在條文前後互釋印證、尊重醫理，明確原文句與句之間因果、遞進、並列、轉折等邏輯關係基礎上，洞悉原文鋪陳、頂針、正説、反證、對比、引用、反問、設問、插敘、補述、説明、重申、定義、夾注、對仗、押韻、夾敘夾議等修辭文法，使用現代標點句讀，從而便利讀者直接領悟原書要表達的醫理。

三、藥物劑量與炮製之間用逗號，炮製方法之間用頓號，藥物原劑量與『一法』、『一作』劑量之間用句號。

四、條文煎（制）藥法、服藥法、將息法、禁忌法、或然證用藥加減法等之間一般以句號斷開。

五、煎藥法中『去上沫』與『内諸藥再煎』以分號斷開；『去滓』與『内某藥再煎』以分號斷開；『先煮得某升』與『内藥煮取某升』以分號斷開；『煮取某升』與『去滓，再煎取某升』之間以分號斷開。

六、服藥法中常規服法與服法補充、服法注意事項之間以分號斷開。

七、或然證用藥加減法中，每一加減法之間以分號斷開。

本次點校承蒙多位老師無私指教，學苑出版社陳輝以及鄭傑先生于出版事宜幫助甚多，特誌鳴謝！本人學識有限，疏漏之處，敬祈讀者指正。

邱浩　甲午年七月十五

重刊新編金匱方論序①

聖人設醫道以濟夭枉，俾天下万世，人盡天年，博施濟衆，仁不可加矣！其後繼聖開學，造極精妙，著于時名于後者，和、緩、扁、倉之外，亦不多見。信斯道之難明也與？漢長沙太守張仲景，以穎特之資，徑造閫奥，於是採摭群書，作《傷寒卒病論方》，合十六卷，以淑後學。遵而用之，困甦廢起，莫不應效若神，迹其功在天下，猶水火穀粟。然是其書可有而不可無者也！惜乎後之傳者，止得十卷，而六卷則亡之。宋翰林學士王洙，偶得《雜病方》三卷於蠹簡中，名曰《金匱方論》，即其書也。豐城之劍不終埋沒，何其幸耶！林億等奉旨校正，並板行于世。今之傳者復失三卷，豈非世無和氏而至寶妄倫於荊石與？仆幼嗜醫書，旁索群隱，乃獲於盱之丘氏，遂得與前十卷表裏相資，學之者動免掣肘。嗚呼！張茂先嘗言：『神物終當有合。』是書也，安知不有所待而合，顯於今也。故不

① 重刊新編金匱方論序：此標題鄧本無。據下文内容加。

敢秘，特勒諸梓，與四方共之。由是張氏之學不遺，軒岐之道昭著，林林總總，壽域同躋，豈曰小補之哉？

後至元庚辰歲七夕日樵川玉佩鄧珍敬序

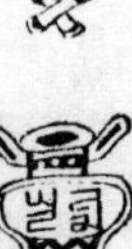
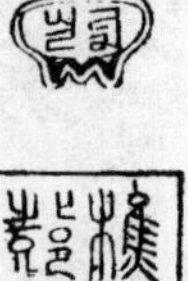
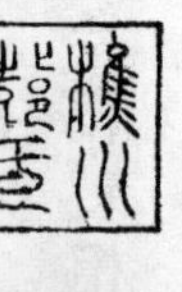
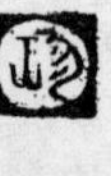
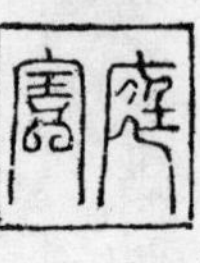

新編金匱方論序①

張仲景爲《傷寒卒病論》，合十六卷，今世但傳《傷寒論》十卷，《雜病》未見其書，或於諸家方中載其一二矣。翰林學士王洙在館閣日，於蠹簡中得仲景《金匱玉函要略方》三卷：上則辨傷寒，中則論雜病，下則載其方并療婦人。乃錄而傳之士流，才數家耳。嘗以對方證對②者施之於人，其效若神。然而或有證而無方，或有方而無證，救疾治病，其有未備。

國家詔儒臣校正醫書，臣奇先校定《傷寒論》，次校定《金匱玉函經》，今又校成此書，仍以逐方次于證候之下，使倉卒之際，便於檢用也。又採散在諸家之方，附於逐篇之末，以廣其法。以其《傷寒》文多節略，故所③自《雜病》以下，終於飲食禁忌，凡二十五篇，除重複合二百六十二方，勒成上、中、下三卷，依舊名曰《金匱方論④》。臣奇嘗讀《魏志·華佗傳》云：『出書一卷曰：「此書可以活人。」』每觀華佗凡所療病，多尚奇怪，不合聖人之經，臣奇謂：活人

① 新編金匱方論序：吳本作『校正金匱要略方敘』。
② 對方證對：吳本作『方證對病』。
③ 所：吳本、俞本作『取』。
④ 金匱方論：吳本作『金匱要略方』。

者，必仲景之書也。大哉！炎農聖法，屬我盛旦，恭惟

主上丕承大統，撫育元元，頒行方書，拯濟疾苦，使和氣盈溢，而萬物莫不盡和矣！

太子右贊善大夫臣高保衡　尚書都官員外郎臣孫奇　尚書司封郎中充秘閣校理臣林億等傳上①

① 傳上：吳本及《傷寒·序》署名均作『謹上』。

金匱方論序①

仲景《金匱》，録岐、黄、《素》、《難》之方近將千卷，患其混雜煩重，有求難得。故周流華裔九州之内，收合奇異，捃拾遺逸②，揀選諸經筋髓，以爲《方論③》一編。其諸救療暴病，使知其次第。凡此藥石者，是諸仙④之所造，服之將之，固無夭横，或治療不早，或被師誤，幸具詳焉。

① 金匱方論序：此五字原在『幸具詳焉』之後，於頁末頂格與前序標題作等大字；吴本作『《金匱要略方》敘』，位於下段文字之前。今從吴本調整至此。以下一段文字，鄧本低四格以略小字排刻，附於前序之後。
② 逸：吴本下有『撰而集之』四字。
③ 方論：吴本作『要略』。
④ 仙：吴本作『神仙』。

新編金匱方論目錄

卷上

① 第：鄧本目錄中標題此字前均無『病脉證并治』等字。下同。又，鄧本原目錄文多節略，今僅據正文補充所闕方名。標題、方名所省略文字，無關弘旨者，不以正文律齊。

② 麻黄杏仁薏苡甘草湯、防已黄耆湯：鄧本脱文。據正文、趙本、醫統徐鎔本補。

百合狐惑陰陽毒第三……一二

① 加：鄧本脱文。據正文條文中方名補。
② 瓜蒂湯：鄧本原作『瓜蒂散』。據正文改，以免與本書《卷上・第十》之瓜蒂散誤作一方。
③ 苦參湯：鄧本脱文。據正文、醫統徐鎔本補。方藥及煎服法原脱，本書他處亦未見，所據補者詳見正文及校注。

瘧病第四……一七

附方

中風歷節第五……二〇

① 朮附湯：與本書《卷上·第二》同方重出。
② 八味腎氣丸：鄧本脫文。據正文補。方藥及煎服法見本書《卷上·第五》。

附方

肺痿肺癰欬嗽上氣第七……三一

附方

---

① 炙甘草湯：方藥及煎服法見本書《卷上·第六》。
② 小青龍加石膏湯。附方，炙甘草湯、甘草湯、生薑甘草湯：鄧本脱文。據正文、醫統徐鎔本補。又，醫統徐鎔本『炙甘草湯』脱文。
③ 葶藶大棗瀉肺湯：鄧本脱文。據正文補。方藥及煎服法見本書同卷同篇上文。
④ 小青龍湯：方藥及煎服法原見本書《卷中·第十二》，今正文中方藥及煎服法據吳本補。
⑤ 小青龍加石膏湯：方藥及煎服法見本書同卷同篇上文。

胸痹心痛短氣第九……四〇

腹滿寒疝宿食第十……四四

① 大承氣湯：與本書《卷上·第二》同方重出。
② 桂枝湯：鄧本脱文。據正文補。
③ 烏頭湯：方藥及煎服法見本書同卷同篇上文『烏頭桂枝湯』。本方與本書《卷上·第五》之『烏頭湯』爲同名異方。

卷中

① 大承氣湯、大承氣湯、大承氣湯：鄧本脱文。據正文補。此三方方藥及煎服法均見本書《卷上·第二》及本篇上文。
② 旋覆花湯：鄧本脱文。據正文補。方藥及煎服法原脱，小注亦未指明見本書何處。經考本書《卷下·第二十二》有同名方。
③ 苓桂朮甘湯：鄧本脱文。據正文補。方藥及煎服法見本書同卷同篇上文。
④ 腎氣丸：方藥及煎服法見本書《卷上·第五》。

附方

① 木：鄧本原作『朮』，形近致誤。據正文改。下方名同。
② 葶藶大棗瀉肺湯：鄧本脱文。據正文補。方藥及煎服法見本書《卷上·第七》。

① 十棗湯、十棗湯、小青龍湯：鄧本脱文。據正文補。此三方方藥及煎服法均見本書同卷同篇上文。小青龍湯又見本書《卷上・第七》。
② 苓甘五味加薑辛半夏杏仁湯、苓甘五味加薑辛半杏大黄湯：鄧本脱文。據正文、醫統徐鎔本補。
③ 小半夏茯苓湯：鄧本脱文。據正文補。方藥及煎服法見本書同卷同篇上文。
④ 腎氣丸、五苓散、五苓散：鄧本脱文。據正文補。腎氣丸方藥及煎服法見本書《卷上・第五》；兩個五苓散方藥及煎服法均見本書《卷中・第十二》。

① 白虎加人參湯：方藥及煎服法見本書《卷上·第二》。
② 越婢加朮湯：鄧本脫文。據正文補。方藥及煎服法見本書同卷同篇下文及《卷上·第五》。
③ 防己黃耆湯：與本書《卷上·第二》同方重出。
④ 越婢加朮湯：方藥及煎服法參見本書同卷同篇上文「越婢湯」，又見本書《卷上·第五》。

黄疸病第十五

① 杏子湯：方藥及煎服法原脱，本書他處亦未見。
② 蒲灰散：鄧本脱文。據正文補。方藥及煎服法見本書《卷中·第十三》。
③ 附方，防己黄耆湯：鄧本脱文。據正文補。方藥及煎服法見本書《卷上·第二》及同卷同篇上文。

① 梔枳大黄湯：正文作『梔子大黄湯』。
② 桂枝加黄耆湯：鄧本脱文。據正文補。方藥及煎服法見本書《卷中·第十四》
③ 茵蔯五苓散：即茵蔯與五苓散合方。五苓散方藥及煎服法見本書《卷中·第十二》。
④ 消：原刻本作『硝』，形近致誤。據正文、趙本改。醫統徐鎔本方名與正文一致，作『大黄消石湯』。
⑤ 小半夏湯、柴胡湯、小建中湯：鄧本脱文。據正文補。小半夏湯方藥及煎服法見本書《卷中·第十二》，柴胡湯原書小注指小柴胡湯，方藥及煎服法見本書《卷中·第十七》；小建中湯方藥及煎服法見本書《卷上·第六》。
⑥ 瓜蔕湯：方藥及煎服法見本書《卷上·第二》。

驚悸吐衄下血胸滿瘀血第十六

嘔吐噦下利第十七

① 赤小豆當歸散：鄧本脱文。據正文補。方藥及煎服法見本書《卷上・第三》。
② 茱萸湯：鄧本脱文。據正文補。方藥及煎服法見本書同卷同篇上文。
③ 小半夏湯：鄧本脱文。據正文補。方藥及煎服法見本書《卷中・第十二》。

① 四逆湯：方藥及煎服法見本書同卷同篇上文。
② 桂枝湯：與本書《卷上・第十》同方重出。

① 大承氣湯、大承氣湯、大承氣湯、大承氣湯：鄧本脱文。據正文補。此四方方藥及煎服法均見本書《卷上·第二》。
② 小承氣湯：鄧本脱文。據正文補。方藥及煎服法見本書同卷同篇上文。

趺蹶手指臂腫轉筋陰狐疝蚘蟲第十九

① 黄連粉：鄧本脱文。據正文、醫統徐鎔本補。方藥及煎服法原脱，本書他處亦未見。

② 藜蘆甘草湯：鄧本脱文。據正文、醫統徐鎔本補。方藥及煎服法原脱，本書他處亦未見。

卷下

① 桂枝湯：鄧本脱文。據正文補。方藥及煎服法見本書《卷中·第十七》。
② 附子湯：鄧本脱文。據正文、醫統徐鎔本補。方藥及煎服法原脱，本書他處亦未見。
③ 附方：鄧本脱文。據全書體例、吳本正文補。

婦人產後病第二十一

① 小柴胡湯：方藥及煎服法見本書《卷中·第十七》。
② 大承氣汤：方藥及煎服法見本書《卷上·第二》。
③ 當歸生薑羊肉湯：方藥及煎服法見本書《卷上·第十》。
④ 大承氣湯、陽旦湯：鄧本脫文。據正文補，醫統徐鎔本僅列『陽旦湯』。大承氣湯方藥及煎服法見本書《卷上·第二》；陽旦湯即桂枝湯，方藥及煎服法見本書《卷中·第十七》。

婦人雜病第二十二 …… 一一六

① 小柴胡湯：鄧本脫文。據正文補。方藥及煎服法見本書《卷中·第十七》。
② 小柴胡湯：鄧本脫文。據正文補。方藥及煎服法見本書《卷中·第十七》。
③ 小青龍湯：方藥及煎服法見本書《卷中·第十二》。
④ 瀉心湯：方藥及煎服法見本書《卷中·第十六》。
⑤ 膠薑湯：鄧本脫文。據正文、醫統徐鎔本補。方藥及煎服法原脫，本書他處亦未見。

① 當歸芍藥散：方藥及煎服法見本書《卷下·第二十》。
② 小建中湯：方藥及煎服法見本書《卷上·第六》。
③ 腎氣丸：鄧本脱文。據正文、醫統徐鎔本補。與本書《卷上·第五》同方重出。
④ 膏髮煎：鄧本脱文。據正文補。方藥及煎服法見本書《卷中·第十五》。

① 治尸蹷方，共二方：鄧本此方排在上一首方之前。今據正文、醫統徐鎔本乙正。

① 魚蟲：鄧本原作『蟲魚』。今據正文標題及内容乙正。
② 方：鄧本此字脱文。據正文、醫統徐鎔本補。
③ 治食鬱肉漏脯中毒方：此方條下有三種治法。
④ 治食生肉中毒方：鄧本此方排在上一首方之前。今據正文、醫統徐鎔本乙正。
⑤ 二：北大藏鄧本漫漶。據正文、俞本、趙本、醫統徐鎔本補。

菓實菜穀禁忌第二十五……一四二

① 治食鱠不化成癥病方，二：其第二方條下有三種治法。
② 治食蟹中毒方，二方：鄧本脱文。據正文、醫統徐鎔本補。其每一方條下各有二種治法。
③ 治食諸菌中毒悶亂欲死方：此方條下有四種治法。又，治：鄧本脱文。據全書體例、醫統徐鎔本補。
④ 治食楓柱菌……閉口者方：鄧本脱文。據正文、醫統徐鎔本補。前二方方藥及煎服法均見本書同卷同篇上文。後一方條下有五種治法。

新編金匱方論目錄

①方：鄧本此字脱文。據正文、醫統徐鎔本補。
②共二方：鄧本脱文。據正文、醫統徐鎔本補。
③通除諸毒藥方：鄧本脱文。據正文、醫統徐鎔本補。其『方』字據原書體例擬加。
④牒文：鄧本無。據所補内容擬加。

新編金匱方論卷上

尚書司封郎中充秘閣校理臣林億等詮次

晋　王叔和　集

漢　張仲景　述

臟腑經絡先後病脉證第一

論十三首　脉證二條

問曰：上工治未病，何也？師曰：夫治未病者，見肝之病，知肝傳脾，當先實脾，四季脾王不受邪，即勿補之。中工不曉相傳，見肝之病，不解實脾，惟治肝也。夫肝之病，補用酸[①]，助用焦苦，益用甘味之藥調之。酸入肝，焦苦入心，甘入脾。脾能傷腎，腎氣微弱，則水不行；水不行，則心火氣盛；火氣盛[②]則傷肺；肺被傷，則金氣不行；金氣不行，則肝氣盛，則肝自愈[③]。此治肝補脾之要妙也。肝虚則用此法，實則不在用之。《經》曰：虚虚實實，補不足損有餘。是其義也，餘藏準此。

① 酸：鄧本原作『醋』，形近致誤。據吴本、趙本、醫統徐鎔本改。

② 火氣盛：鄧本脫文。據吴本補。

③ 則肝自愈：吴本眉箋曰：『「則」字上落「肝氣盛」三字。』當從。

夫人稟五常，因風氣而生長，風氣雖能生萬物，亦能害萬物，如水能浮舟，亦能覆舟。若五臟元眞通暢，人即安和；客氣邪風，中人多死。千般疢難，不越三條：一者，經絡受邪，入臟腑，爲内所因也；二者，四肢九竅，血脉相傳，壅塞不通，爲外皮膚所中也；三者，房室、金刃、蟲獸所傷。以此詳之，病由都盡。若人能養慎，不令邪風干忤經絡；適中經絡，未流傳腑臟，即醫治之；四肢才覺重滯，即導引吐納，鍼灸膏摩，勿令九竅閉塞①；更能無犯王法，禽獸災傷，房室勿令竭乏，服食節其冷熱苦酸辛甘，不遣形體有衰，病則無由入其腠理。腠者，是三焦通會元眞之處，爲血氣所注；理者，是皮膚臟腑之文理也。

問曰：病人有氣色見於面部，願聞其說。師曰：鼻頭色青，腹中痛，苦冷者，死。一云：腹中冷，苦痛者，死。鼻頭色微黑者，有水氣。色黄者，胸上有寒。色白者，亡血也。設微赤非時者，死。其目正圓者，痓，不治。又，色青爲痛，色黑爲勞，色赤爲風，色黄者便難，色鮮明者有留飲。

師曰：病人語聲寂然、喜驚呼者，骨節間病。語聲喑喑然不徹者，心膈間病。語聲啾啾然細而長者，頭中病一作痛。

師曰：息摇肩者，心中堅。息引胸中上氣者，欬。息張口短氣者，肺痿唾沫。

師曰：吸而微數，其病在中焦，實也，當下之即愈；虚者，不治。在上焦者，其吸促；在

①塞：北大藏鄧本漫漶。據吳本、俞本、趙本、醫統徐鎔本補。

下焦者，其吸遠，此皆難治。呼吸動摇振振者，不治。

師曰：寸口脉動者，因其王時而動。假令肝王，色青，四時各隨其色。肝色青而反色白，非其時色脉，皆當病。

問曰：有未至而至，有至而不至，有至而不去，有至而太過，何謂也？師曰：冬至之後，甲子夜半少陽起，少陰[①]之時陽始生，天得溫和。以未得甲子，天因溫和，此爲未至而至也。以得甲子，而天未溫和，此爲至而不至也。以得甲子，而天大寒不解，此爲至而不去也。以得甲子，而天溫如盛夏五六月時，此爲至而太過也。

師曰：病人脉浮者在前，其病在表；浮者在後，其病在裏，腰痛背強不能行，必短氣而極也[②]。

問曰：《經》云：厥陽獨行。何謂也？師曰：此爲有陽無陰，故稱厥陽。

問曰：寸脉沉大而滑，沉則爲實，滑則爲氣。實氣相搏[③]，血氣入臟即死，入腑即愈，此爲卒厥。何謂也？師曰：唇口青，身冷，爲入臟即死；知[④]，身和，汗自出，爲入腑即愈。

問曰：脉脱，入臟即死，入腑即愈，何謂也？師曰：非爲一病，百病皆然。譬如浸淫瘡，

---

① 陰：吳本眉箋曰：『陰字誤，當作陽。』俞本、醫統徐鎔本作『陽』，當從。

② 也：吳本作『恐』。

③ 搏：此處指人體內實邪壅滯與氣機紊亂兩種病因撞擊交爭。此種病機下文列舉兩種轉歸：血氣入臟即死，入腑即愈。此字《玉函》全書均刻作『搏』，敦煌殘卷《傷寒論》甲本（S202）鈔作『薄』，通『搏』，故本書點校將底本俗字『搏』正作『搏』。下同。

④ 知：吳本、俞本、趙本、醫統徐鎔本作『如』。下文烏頭桂枝湯方有『不知』、『知者』語，故以底本爲正。

從口起流向四肢者，可治；從四肢流來入口者，不可治。病①在外者，可治；入裏者，即死。

問曰：陽病十八，何謂也？師曰：頭痛，項、腰、脊、臂、腳掣痛。問曰②：陰病十八，何謂也？師曰：欬、上氣、喘、噦、咽、腸鳴、脹滿、心痛、拘急。五臟病各有十八，合爲九十病。人又有六微，微有十八病，合爲一百八病。五勞、七傷、六極，婦人三十六病，不在其中。清邪居上，濁邪居下，大邪中表，小邪中裏。槃飪之邪，從口入者，宿食也。五邪中人，各有法度，風中於前，寒中於暮，濕傷於下，霧傷於上，風令脉浮，寒令脉急，霧傷皮腠，濕流關節，食傷脾胃，極寒傷經，極熱傷絡。

問曰：病有急當救裏、救表者，何謂也？師曰：病，醫下之，續得下利，清穀不止，身體疼痛者，急當救裏；後身體疼痛，清便自調者，急當救表也。

夫病痼疾，加以卒病，當先治其卒病，後乃治其痼疾也。

師曰：五藏病各有得者，愈；五藏病各有所惡，各隨其所不喜者，爲病。病者，素不應食，而反暴思之，必發熱也。

夫諸病在藏，欲攻之，當隨其所得而攻之。如渴者，與猪苓湯，餘皆倣此。

---

① 病：吴本作『諸病』，義勝。
② 問曰：鄧本脱文。據吴本補。

痓①濕暍病脈證并②治第二 暍音謁③

論一首　脉證十二④條　方十一首

太陽病，發熱無汗，反惡寒者，名曰剛痓一作痙，餘同。

太陽病，發熱汗出，而不惡寒，名曰柔痓⑤。

太陽病，發熱，脉沉而細者，名曰痓，爲難治。

太陽病，發汗太多，因致痓。

夫風病，下之則痓。復發汗，必拘急。

瘡家，雖身疼痛，不可發汗，汗出則痓。

病者身熱足寒，頸項強急，惡寒，時頭熱，面赤目赤⑥，獨頭動摇，卒口噤，背反張者，痓病也。若發其汗者，寒濕相得，其表益虛，即惡寒甚。發其汗已，其脉如蛇⑦一云其脉浛浛。暴腹脹大

---

① 痓：《注解傷寒論·卷二·第四》成無己曰：『痓，當作痙，傳寫之誤也。痓，惡也。』然《玉篇·疒部》：『痓，風強病也。』《集韻·至韻》：『痓，風病。』《注解傷寒論·卷二·音釋》：『痓，一曰風病。』《本草綱目·百病主治藥上·痓風》：『痓風，即痓病。』是『痓』古通『痙』。又因《金匱》諸版本、《傷寒論》、《脉經》、《甲乙經》、《病源》、《千金翼》等諸書皆作『痓』，故本書點校保留底本原字，下文同。

② 并：鄧本脱文。據本書體例、吴本標題補。

③ 暍音謁：此三字爲北大藏鄧本獨有之小注。

④ 十二：吴本作『一十六』。

⑤ 痓：《甲乙·卷七·第四》下有引張仲景曰『太陽中濕，病痓，其脉沉，與筋平』一句。

⑥ 目赤：吴本、《傷寒·卷二·第四》、《玉函·卷二·第一》、《脉經·卷八·第二》、《千金翼·卷九·第一》作『目脉赤』。

⑦ 其脉如蛇：《玉函·卷二·第一》、《脉經·卷八·第二》作『其脉浛浛如蛇』。

者，爲欲解；脉如故，反伏①弦者，痓。

夫痓脉，按之緊如弦②，直上下行（一作筑筑而弦。《脉經》云：痓家，其脉伏堅，直上下。）

痓病有灸瘡，難治。

《脉經》云：痓家，其脉伏堅，直上下③。

太陽病，其證備，身體強，几几然，脉反④沉遲，此爲痓，栝蔞桂枝湯主之。

栝蔞桂枝湯方

栝蔞根二兩　桂枝三兩　芍藥三兩　甘草二兩　生薑三兩　大棗十二枚

右六味，以水九升，煮取三升。分溫三服。取微汗，汗不出，食頃，啜熱粥發之。

太陽病，無汗而小便反少，氣上衝胸，口噤不得語，欲作剛痓，葛根湯主之。

葛根湯方

葛根四兩　麻黃三兩，去節　桂二兩，去皮　芍藥二兩　甘草二兩，炙　生薑三兩　大棗十二枚

---

① 伏：《玉函·卷二·第一》作「復」。又，痓：《玉函·卷二·第一》、《脉經·卷八·第二》其上均有「必」字。

② 脉，按之緊如弦：《玉函·卷二·第一》、《脉經·卷八·第二》、《甲乙·卷七·第四》作「脉來，按之筑筑而弦」。又，吳本此條末尾無小字注文。

③ 《脉經》……上下：此句重見於前文小注，吳本無。《玉函·卷二·第一》、《脉經·卷八·第二》、《甲乙·卷七·第四》無「《脉經》云」三字，下句《玉函》緊接於「直上下行」之後，《甲乙》則隔有兩句條文。疑此句爲衍文。

④ 反：《玉函·卷二·第一》、《脉經·卷八·第二》無此字。

右七味，㕮咀，以水乙斗①，先煮麻黄、葛根，減二升，去沫；内諸藥，煮取三升，去滓。溫服乙升，覆取微似汗，不須啜粥。餘如桂枝湯法將息及禁忌。

痓爲病②（一本痓字上有剛字）胸滿口噤，臥不著席，脚攣急，必③齘齒，可與大承氣湯。

大承氣湯方

大黄四兩，酒洗　厚朴半斤，炙，去皮　枳實五④枚，炙　芒硝三合

右四味，以水乙斗，先煮二物，取五升，去滓；内大黄，煮取二升，去滓；内芒硝，更上火，微一二沸⑤。分溫再服，得下止服。

太陽病，關節疼痛而煩，脉沉而細⑥（一作緩）者，此名濕痹（《玉函》云中濕）。濕痹之候，小⑦便不利，大便反快，但當利其小便。

濕家之爲病，一身盡疼（一云疼煩），發熱，身色如熏黄也。

濕家，其人但頭汗出，背強，欲得被覆、向火。若下之早則噦，或胸滿，小便不利（一云利），

---

① 乙斗：鄧本原作「乙升」。據煎藥常識及吳本、醫統徐鎔本改。趙本作「七升」。
② 痓爲病：吳本、《玉函・卷二・第一》、《脉經・卷八・第二》、《甲乙・卷七・第四》作「剛痓爲病」。《玉函》全書「痓」均刻作「痙」。
③ 必：《玉函・卷二・第一》、《甲乙・卷七・第四》上有「其人」二字。
④ 五：鄧本原作「王」，形近致誤。據吳本、俞本、趙本、醫統徐鎔本改。
⑤ 沸：鄧本原作「弗」，形近致誤。據吳本、俞本、趙本、醫統徐鎔本改。
⑥ 脉沉而細：《玉函・卷二・第一》作「其脉沉緩」，《脉經・卷八・第二》作「脉沉而緩」。下文「此名濕痺」：《玉函・卷二・第一》、《脉經・卷八・第二》作「爲中濕」。
⑦ 小：吳本、《傷寒・卷二・第四》、《脉經・卷八・第二》引「論云」上有「其人」二字。

舌上如胎者，以丹田有熱，胸上①有寒。渴欲得飲而不能飲，則口燥煩也。

濕家下之，額上汗出，微喘，小便利一云不利者，死；若下利不止者，亦死。

風濕相搏②，一身盡疼痛，法當汗出而解，值天陰雨不止，醫云：此可發汗。汗之病不愈者，何也？蓋發其汗，汗大出者，但風氣去，濕氣在③，是故不愈也。若治風濕者，發其汗，但微微似欲出汗者，風濕俱去也。

濕家病，身上疼痛④，發熱，面黃而喘，頭痛，鼻塞而煩，其脉大，自能飲食。腹中和，無病；病在頭，中寒濕，故鼻塞。內藥鼻中則愈。《脉經》云：病人喘。而無「濕家病」以下至「而喘」十三字。

濕家，身煩疼，可與麻黃加朮湯，發其汗爲宜，慎不可以火攻之。

麻黃加朮湯方

麻黃三兩，去節　桂枝二兩，去皮　甘草一兩，炙　杏仁七十個，去皮尖　白朮四兩

右五味，以水九升，先煮麻黃，減二升，去上沫；內諸藥，煮取二升半，去滓。溫服八合，

① 上：《傷寒．卷二．第四》作「中」。又，下文「得飲」作「得水」，《玉函．卷二．第二》、《脉經．卷八．第二》作「飲」。
② 搏：此處指風邪與濕邪兩種病邪交相侵襲人體周身，狙擊正氣。此種病機下文指出導至周身上下處處疼痛等證候出現。趙本《傷寒．卷二．第四》同條刻作「摶」，且句首「風」上有「問曰」，下文「蓋」作「答曰」。吳本「蓋」亦作「答曰」。
③ 濕氣在：《玉函．卷二．第二》作「濕氣仍在」，《脉經．卷八．第二》作「濕氣續在」，均義勝。
④ 身上疼痛：鄧本原作「身疼」。據吳本、《傷寒．卷二．第四》、《玉函．卷二．第二》補，以合下文小注「十三字」。今傳本《脉經．卷八．第二》此條正作「病人喘」。

覆取微似汗。

病者一身盡疼，發熱，日晡所劇者，名風濕。此病傷於汗出當風，或久傷取冷所致也，可與麻黄杏仁薏苡甘草湯。

麻黄杏仁薏苡甘草湯方

麻黄去節，半兩，湯泡　甘草一兩，炙　薏苡仁半兩　杏仁十个，去皮尖，炒

右剉麻豆大，每服四錢匕，水盞半，煮八分，去滓。溫服，有微汗，避風①。

風濕，脉浮身重，汗出惡風者，防己黄耆湯主之。

防己黄耆湯方

防己一兩　甘草半兩，炒　白朮七錢半　黄耆一兩一分，去蘆②

右剉麻豆大，每抄五錢匕，生薑四片，大棗一枚，水盞半，煎八分，去滓。溫服，良久再服③。喘者，加麻黄半兩；胃中不和者，加芍藥三分；氣上衝者，加桂枝三分；下有陳寒者，加細辛三分。服後當如蟲行皮中，從腰下如冰，後坐被上，又以一被繞腰以下，溫令微汗，差。

---

① 麻黄去節……避風：吳本此方作『麻黄弍兩、去節，杏仁叁拾个、去皮尖，薏苡人壹兩，甘草壹兩、炙。右四味，㕮咀，以水四升，先煮麻黄一二沸，去上沫；内諸藥，煮取二升，去滓。分溫再服』，似更義長。

② 蘆：北大藏鄧本漫漶。據俞本、趙本、醫統徐鎔本補。

③ 防己一兩……再服：吳本此方作『防己四兩，黄耆五兩，甘草弍兩、炙，白朮叁兩，生薑弍兩、切，大棗拾弍枚、擘。右六味，㕮咀，以水七升，煮取二升，去滓。分溫三服』，似更義長。以下加減法，將息法大同略異。

傷寒八九日，風濕相搏①，身體疼煩，不能自轉側，不嘔不渴，脉浮虚而濇者，桂枝附子湯主之；若大便堅，小便自利者，去桂加白朮湯主之。

桂枝附子湯方

桂枝四兩，去皮　生薑三兩，切　附子三枚，炮，去皮，破八片　甘草二兩，炙　大棗十二枚，擘

右五味，以水六升，煮取二升，去滓。分温三服。

白朮附子湯方

白朮二兩　附子一枚半，炮，去皮　甘草一兩，炙　生薑一兩半，切　大棗六枚

右五味，以水三升，煮取一升②，去滓。分温三服；一服覺身痹，半日許再服。三服都盡，其人如冒狀，勿怪，即是朮、附並走皮中，逐水氣未得除故耳③。

風濕相搏④，骨節疼煩，掣痛不得屈伸，近之則痛劇，汗出短氣，小便不利，惡風，不欲去衣，或身微腫者，甘草附子湯主之。

---

① 搏：此處指風邪與濕邪兩種病邪交相侵襲人體周身，狙擊正氣。此種病機下文指出導致身體疼痛，不耐其煩，自身不能靈活轉動、側身等證候出現。趙本《傷寒·卷四·第七·子目》同條刻作『摶』。

② 白朮……一升：吴本、《傷寒·卷四·第七》此方作『附子叁枚、炮去皮破，白朮四兩，生薑叁兩、切，甘草弍兩、炙，大棗拾弍枚、擘。右五味㕮咀，以水六升，煮取二升』。以下服藥反應與上引二書大同略異。

③ 耳：吴本此字下有『法當加桂四兩，此本一方二法，以大便堅，小便自利，故去桂也；以大便不堅，小便不利，當加桂。附子三枚，恐多也，虚弱家及産婦宜減服之』一段文字。《傷寒·卷四·第七》亦有，與此僅個別文字差異。

④ 搏：鄧本原刻作『摶』，當爲『搏』之俗體字，趙本《傷寒·卷四·第七·子目》同條刻作『摶』。此處指風邪與濕邪兩種病邪交相侵襲人體之關節，狙擊正氣。此種病機下文指出導致骨節疼痛，不耐其煩，劇痛時如抽拽，關節不能屈曲伸展等證候出現。

甘草附子湯方

甘草二兩，炙　附子二枚，炮、去皮　白术二兩①　桂枝四兩，去皮

右四味，以水六升，煮取三升，去滓。溫服一升，日三服。初服得微汗則解；能食，汗出②復煩者，服五合；恐一升多者，服六七合爲妙③。

太陽中暍，發熱惡寒，身重而疼痛，其脉弦細芤遲。小便已，洒洒然毛聳，手足逆冷；小有勞，身即熱，口前開，板齒燥④。若發其汗，則其惡寒甚⑤；加溫針，則發熱甚；數下之，則淋甚。

太陽中熱者，暍是也，汗出⑥惡寒，身熱而渴，白虎加人參湯⑦主之。

白虎加人參湯方⑧

知母六兩　石膏一斤，碎　甘草二兩　粳米六合　人參三兩⑨

---

① 二兩：吳本作『叁兩』。
② 汗出：吳本作『汗止』。
③ 妙：吳本作『始』，且其下有『《千金》云：身痹者，加防己四兩；悸氣小便不利，加茯苓三兩；既有附子，今加生薑三兩』小字注文。
④ 口前開，板齒燥：吳本、《傷寒·卷二·第四》、《玉函·卷二·第一》作『口開，前板齒燥』，當從。
⑤ 若發其汗，則其惡寒甚：《傷寒·卷二·第四》作『若發汗，則惡寒甚』；《玉函·卷二·第一》、《脉經·卷八·第二》作『若發其汗，惡寒則甚』。下文『則發熱甚』，《玉函》作『發熱益甚』，《脉經》作『則發熱益甚』。
⑥ 汗出：《傷寒·卷二·第四》、《玉函·卷二·第一》、《脉經·卷八·第二》上有『其人』二字。
⑦ 白虎加人參湯：《玉函·卷二·第一》、《脉經·卷八·第二》作『白虎湯』。
⑧ 加：鄧本脫文。據上文條文中方名補。又，方：吳本下有『一方白虎湯主之』小字注文。
⑨ 三兩：《傷寒·卷四·第七及卷八·第十七》同方作『二兩』。

右五味，以水一斗，煮米熟湯成，去滓。溫服一升，日三服。

太陽中暍，身熱疼重，而脉微弱，此以夏月傷冷水，水行皮中所致也。一物瓜蔕湯主之。

一物瓜蔕湯方

瓜蔕二七个①

右剉，以水一升，煮取五合，去滓。頓服。

百合狐惑陰陽毒病脉證并②治第三

論一首　脉③證三條　方十二首

論曰：百合病者，百脉一宗，悉致其病也。意欲食，復不能食，常默默；欲卧不能卧，欲行不能行；飲食或有美時，或有不用聞食④臭時；如寒無寒，如熱無熱；口苦，小便赤；諸藥不能治，得藥則劇吐利，如有神靈者；身形如和，其脉微數。每溺時頭痛者，六十日乃愈；若溺時頭不痛，淅然者，四十日愈；若溺快然，但頭眩者，二十日愈。其證或未病而預見，或病四

① 二七个：吳本作『弍柒枚』。趙本、醫統徐鎔本作『二十箇』。
② 脉證并：鄧本原脫『脉』、『并』。據本書體例、吳本標題補。
③ 脉：鄧本脫文。據本書體例、俞本補。
④ 食：吳本作『食飲』。

五日而出，或病二十日、或一月微見者，各隨證治之。

百合病，發汗後者，百合知母湯主之。

百合知母湯方

百合七枚，擘　知母三兩，切

右先以水洗百合，漬①一宿，當白沫出，去其水，更以泉水二升，煎取一升，去滓；別以泉水二升，煎知母，取一升，去滓；後合和，煎取一升五合。分溫再服。

百合病，下之後者，滑石代赭湯主之。

滑石代赭湯方

百合七枚，擘　滑石三兩，碎、綿裹　代赭石如彈丸大乙枚，碎、綿裹

右先以水洗百合，漬一宿，當白沫出，去其水，更以泉水二升，煎取一升，去滓；別以泉水二升，煎滑石、代赭，取一升，去滓；後合和，重煎取一升五合。分溫服。

百合病，吐之後者，百合雞子湯主之。

百合雞子湯方

百合七枚，擘　雞子黃一枚

① 漬：鄧本原作『潰』，形近致誤。據本書下文、吳本、俞本、趙本、醫統徐鎔本改。

右先以水洗百合，漬一宿，當白沫出，去其水，更以泉水二升，煎取一升，去滓；内雞子黄，攪勻，煎五分。溫服。

百合病，不經吐下發汗，病形如初者，百合地黄湯主之。

百合地黄湯方

百合七枚，擘　生地黄汁一升

右以水洗百合，漬一宿，當白沫出，去其水，更以泉水二升，煎取一升，去滓；内地黄汁，煎取一升五合。分溫再服，中病勿更服。大便當如漆。

百合病，一月不解，變成渴者，百合洗方主之。

百合洗方

右以百合一升，以水一斗，漬之一宿，以洗身。洗已，食煮餅，勿以①鹽、豉也。

百合病，渴不差者，栝蔞牡蠣散主之。

栝蔞牡蠣散方

栝蔞根　牡蠣熬，等分

右爲細末。飲服方寸匕，日三服。

① 以：吳本作「與」，義勝。

百合病，變發熱者一作發寒热，百合滑石散主之。

百合滑石散方

百合一兩，炙　滑石三兩

右爲散。飲服方寸匕，日三服；當微利者，止服。熱則除。

百合病，見於陰者，以陽法救之；見於陽者，以陰法救之。見陽攻陰，復發其汗，此爲逆；見陰攻陽，乃復下之，此亦爲逆。

狐惑之爲病，狀如傷寒，默默欲眠，目不得閉，卧起不安；蝕於喉爲惑，蝕於陰爲狐；不欲飲食，惡聞食臭；其面目乍赤、乍黑、乍白；蝕於上部則聲喝一作嗄，甘草瀉心湯主之。

甘草瀉心湯方

甘草四兩　黄芩　人參　乾薑各三兩　黄連乙兩　大棗十二枚　半夏半升

右七味，水一斗，煮取六升；去滓，再煎。温服一升，日三服。

蝕於下部則咽乾，苦參湯洗之。

蝕於肛者，雄黄熏之。

苦參湯方

苦參半斤　槐白皮　狼牙根各四兩

右剉，以水五升，煎三升半。洗之①。

雄黄熏方②

雄黄

右一味，爲末，筒瓦二枚合之，燒，向肛熏之。《脉經》云：病人或從呼吸上蝕其咽，或從下焦蝕其肛、陰。蝕上爲惑，蝕下爲狐。狐惑病者，猪苓散主之③。

病者脉數，無熱微煩，默默但欲臥，汗出；初得之三四日，目赤如鳩眼；七八日，目四眥一本此有黄字黑④；若能食者，膿已成也，赤豆⑤當歸散主之。

赤豆當歸散方

赤小豆三升，浸令芽出、曝乾　當歸三兩⑥

右二味，杵爲散。漿水服方寸匕，日三服。

陽毒之爲病，面赤斑斑如錦文，咽喉痛，唾膿血，五日可治，七日不可治，升麻鱉甲湯主之。

---

① 苦參湯方……洗之：此方古本原脱，鄧本、吴本、俞本、趙本、醫統徐鎔本均闕如。今據明·徐鎔校《金匱要略·目録·附遺》所引北宋·龐安時《傷寒總病論·狐惑證·苦參湯方》補入以供參考。又，清·尤怡《金匱要略心典》苦參湯方曰：「苦參一升，以水一斗，煎取七升，去滓。薰洗，日三。」

② 雄黄熏方：鄧本脱文。據全書體例補。

③ 《脉經》……主之：今傳本《脉經·卷八·第二》有相同條文，但位於下文「赤小豆當歸散主之」之後。

④ 黑：《脉經·卷八·第二》作「黄黑」。

⑤ 赤豆：本書目録及吴本、《脉經·卷八·第二》作「赤小豆」，當從。下方名當據改。

⑥ 三兩：鄧本脱用量。據吴本補。

陰毒之爲病，面目青，身痛如被杖，咽喉痛，五日可治，七日不可治，升麻鱉甲湯去雄黄、蜀椒主之。

升麻鱉甲湯方

升麻二兩　當歸一兩　蜀椒炒、去汗，乙兩　甘草二兩　鱉甲手指①大一片，炙　雄黄半兩，研

右六味，以水四升，煮取一升。頓服之，老小再服。取汗。《肘後》、《千金方》陽毒用升麻湯，無鱉甲、有桂；陰毒用甘草湯，無雄黄。

瘧病脉證并治第四

脉②證二條　方六首

師曰：瘧脉自弦，弦數者多熱，弦遲者多寒。弦小緊者，下之差；弦遲者，可溫之；弦緊者，可發汗、針灸也；浮大者，可吐之；弦數者，風發③也，以飲食消息止之。

問曰④：病瘧，以月一日發，當以十五日愈；設不差，當月盡解；如其不差，當如何⑤？師

① 手指：吳本作『如手』，似更義長。
② 脉：鄧本脱文。據本書體例補。
③ 風發：吳本作『風疾』。
④ 問曰：鄧本脱文。據原書體例及吳本補。
⑤ 如何：吳本作『云何』。

曰：此結爲癥瘕，名曰瘧母。急治之，宜鱉甲煎丸。

鱉甲煎丸方

鱉甲十二分，炙　烏扇三分，燒　黄芩三分　柴胡六分　鼠婦三分，熬　乾薑三分　大黄三分　芍藥五分

桂枝三分　葶藶乙分，熬　石韋三分，去毛　厚朴三分　牡丹五分，去心　瞿麥二①分　紫葳三分　半夏一分

人參一分　䗪蟲五分，熬　阿②膠三分，炙　蜂窠四分，熬　赤消十二分　蜣蜋六分，熬　桃仁二分

右二十三味爲末；取鍛竈下灰一斗，清酒一斛五斗，浸灰；候酒盡一半，著鱉甲於中，煮令泛爛如膠漆，絞取汁；内諸藥，煎爲丸，如梧子大。空心服七丸，日三服。《千金方》用鱉甲十二片，又有海藻三分、大戟一③分、䗪蟲五分，無鼠婦、赤消二味。以鱉甲煎和諸藥爲丸。

師曰：陰氣孤絶，陽氣獨發，則熱而少氣煩寃④，手足熱而欲嘔，名曰癉瘧。若但⑤熱不寒者，邪氣内藏於心，外舍分肉之間，令人消鑠脱⑥肉。

温瘧者，其脉如平，身無寒，但熱，骨節疼煩，時嘔，白虎加桂枝湯主之。

---

① 二：北大藏鄧本漫漶。據吳本、俞本、趙本、醫統徐鎔本補。

② 阿：鄧本原作『附』，形近致誤。據吳本、趙本、醫統徐鎔本改。

③ 一：北大藏鄧本漫漶。據吳本、俞本、趙本、醫統徐鎔本補。

④ 寃：同『悗』，通『悶』，從李今庸先生説，參見李今庸著《古醫書研究》，中國中醫藥出版社二〇〇三年四月出版。吳本作『滿』。

⑤ 名曰癉瘧若但：北大藏鄧本漫漶。據吳本、俞本、趙本、醫統徐鎔本補。俞本『癉』字空白。

⑥ 鑠脱：北大藏鄧本漫漶。據吳本、俞本、趙本、醫統徐鎔本補。吳本眉箋曰：『脱字誤，當作肌。』

白虎加桂枝湯方

知母六兩　甘草二兩，炙　石膏乙斤　粳米二合①　桂去皮，三兩

右剉，每五錢，水一盞半，煎至八分，去滓。溫服②，汗出，愈。

瘧，多寒者，名曰牡瘧，蜀漆散主之。

蜀漆散方

蜀漆燒，去腥　雲母燒三日夜③　龍骨等分

右三味，杵爲散。未發前，以漿水服半錢；溫瘧，加蜀漆半分；臨發時，服一錢匕。一方：雲母作雲實。

附方④：

《外臺》**牡蠣湯**：治牡瘧。

牡蠣四兩，熬　麻黃去節，四兩　甘草二兩　蜀漆三兩

右四味，以水八升，先煮蜀漆、麻黃，去上沫，得六升；内諸藥，煮取二升。溫服一升，若吐，則勿更服。

---

① 二合：吳本作『陸合』。

② 右剉……溫服：吳本作『右五味㕮咀，以水一斗二升，煮米熟，去滓，煎取三升。溫服一升，日三服』，似更義長。

③ 三：北大藏鄧本漫漶。吳本全句作『燒之三日三夜』，從之。俞本、趙本、醫統徐鎔本作『二』。

④ 附方：鄧本原作『附外臺秘要方』。據目録、全書體例改。又，以下三方方首均無『外臺』二字，今考《外臺》，下三方均自其中輯出，故據全書附方體例，冠『外臺』二字於下三方之首。

《外臺》柴胡去半夏加栝蔞湯：治瘧病發渴者，亦治勞瘧。

柴胡八兩　人參　黄芩　甘草各三兩　栝蔞根四兩　生薑二兩　大棗十二枚

右七味，以水一斗二升，煮取六升；去滓，再煎，取三升。溫服一升，日二①服。

《外臺》柴胡桂薑湯：治瘧寒多微有熱，或但寒不熱。服一剂如神。

柴胡半斤　桂枝三兩，去皮　乾薑二兩　栝蔞根四兩　黄芩三兩　牡蠣二②兩，熬　甘草二兩，炙

右七味，以水一斗二升，煮取六升；去滓，再煎，取三升。溫服一升，日三服。初服微煩，復服汗出便愈③。

中風歴節病脉證并治第五

論一首　脉證三條　方十一④首　脚气附⑤

夫風之爲病，當半身不遂，或但臂不遂者，此爲痹。脉微而數，中風使然。

① 二：吳本作『三』。且『服』字下有『見《外臺》，《經心録》治勞瘧』小字注文。
② 二：吳本、醫統徐鎔本同。俞本、趙本作『三』。
③ 愈：吳本下有『出《傷寒論》』小字注文。
④ 十一：醫統徐鎔本作『十二』。
⑤ 脚气附：鄧本脱文。據吳本補。

寸口脉浮而緊，緊則爲寒，浮則爲虛，寒虛相搏①，邪在皮膚，浮者血虛，絡脉空虛，賊邪不瀉，或左或右，邪氣反緩，正氣即急，正氣引邪，喎僻不遂；邪在於絡，肌膚不仁；邪在於經，即重不勝；邪入於府，即不識人；邪入於藏，舌即難言，口吐於②涎。

侯氏黑散：治大風，四肢煩重，心中惡寒不足者。《外臺》治風癲。

菊花四十分　白朮十分　細辛三分　茯苓三分　牡蠣三分　桔梗八分　防風十分　人參三分

礬石三分　黃芩③五分　當歸三分　乾薑三分　芎藭三分　桂枝三分

右十四味，杵爲散。酒服方寸匕，日一服。初服二十日，溫酒調服；禁一切魚、肉、大蒜，常宜冷食，六十日止；即藥積在腹中不下也，熱食即下矣，冷食自能助藥力④。

寸口脉遲而緩，遲則爲寒，緩則爲虛；榮緩則爲亡血，衛緩則爲中風。邪氣中經，則身痒而癮疹；心氣不足，邪氣入中，則胸滿而短氣。

風引湯：除熱主⑤癱癇。

---

① 搏：此處指人體內寒邪肆虐與正氣虧虛兩種病因相互作用。此種病機下文列舉了寒邪與正氣交爭，因邪正強弱程度差異，導致侵犯機體部位深淺不同，出現相應症狀的幾種情況。

② 於：鄧本脫文。據吳本補。

③ 芩：鄧本原作「苓」，形近致誤。據吳本、俞本、趙本、醫統徐鎔本改。

④ 力：吳本此字下有「《外臺》有鍾乳、礬石各三分，無桔梗」小字注文。

⑤ 主：鄧本脫文。據吳本補。

大黄　乾薑　龍骨各四兩　桂枝三兩　甘草　牡蠣各二兩　寒①水石　滑石

赤石脂　白石脂　紫石英　石膏各六兩

右十二味，杵麤篩，以韋囊盛之，取三指撮，井花水三升，煮三沸。溫服一升。《深師》云②：治大人風引，少小驚癇瘈瘲，日數十發③，醫所不療，除熱方。《巢氏④》云：腳氣宜風引湯。

防己地黄湯：治病如狂狀，妄行，獨語不休，無寒熱，其脉浮⑤。

防己一分　桂枝三分，去皮　防風三分　甘草二分，炙⑥

右四味，以酒一杯，漬之一宿，絞取汁；生地黄二斤，㕮咀，蒸之如斗米飯久，以銅器盛其汁，更絞地黄⑦汁；和。分再服。

頭風摩散方

大附子一⑧枚，炮　鹽等分

---

① 寒：吳本作「凝」。
② 《深師》云：鄧本脱文。據吳本補。
③ 發：北大藏鄧本漫漶。據吳本、醫統徐鎔本補。俞本、趙本作「後」。
④ 氏：鄧本原作墨釘「■」。據俞本、醫統徐鎔本補。吳本作「源」，下無「云」字。
⑤ 狂狀……脉浮：北大藏鄧本漫漶。據吳本、俞本、趙本、醫統徐鎔本補。
⑥ 一分……三分去皮……三分……二分炙：北大藏鄧本漫漶、脱文。据吳本補。
⑦ 地黄：吳本作「地黄等」。
⑧ 一：北大藏鄧本漫漶。據吳本、俞本、趙本、醫統徐鎔本補。

右二味，爲散。沐了，以方寸匕，己①摩疢上，令藥力行。

寸口脉沉而弱，沉即主骨，弱即主筋，沉即爲腎，弱即爲肝。汗出入水中，如水傷心，歷節黄汗出，故曰歷節。

趺陽脉浮而滑，滑則穀氣實，浮則汗自出。

少陰脉浮而弱，弱則血不足，浮則爲風，風血相搏②，即疼痛如掣。

盛人脉濇小，短氣，自汗出，歷節疼不可屈伸，此皆飲酒汗出，當風所致。

諸肢節疼痛，身體魁瘰③，脚腫如脱，頭眩，短氣，温温欲吐，桂枝芍藥知母湯主之。

桂枝芍藥知母湯方

桂枝四兩　芍藥三兩　甘草二兩　麻黄二兩　生薑五兩　白朮五兩　知母四兩　防風四兩　附子二兩，炮

右九味，以水七升，煮取二升。温服七合，日三服。

味酸則傷筋，筋傷則緩，名曰泄；鹹則傷骨，骨傷則痿，名曰枯；枯泄相搏④，名曰斷泄。榮氣不通，衛不獨行，榮衛俱微，三焦無所御，四屬斷絶。身體羸瘦，獨足腫大，黄汗出，脛

---

① 己：吳本無此字。

② 搏：此处指風邪侵犯人體，傷及血分，人體血分素虛，不足之血與之抗爭，風擊血門之病機。此種病機下文指出導致劇烈疼痛如抽拽。趙本刻作『摶』。

③ 瘰：吳本同。俞本、趙本、醫統徐鎔本作『羸』。

④ 搏：此處指『枯』與『泄』兩種病機相互作用、交爭激迫。此種病證下文命名曰『斷泄』。趙本刻作『摶』。又，《説文·手部》：『搏……一曰至也。』

冷；假令發熱，便爲歷節也。

病歷節不可屈伸，疼痛，烏頭湯主之。

烏頭湯方：治腳氣疼痛，不可屈伸。

麻黄　芍藥　黄耆各三兩　甘草炙　川烏五枚，吹咀，以蜜二升、煎取一升、即出烏頭

右五味，吹咀四味，以水三升，煮取一升，去滓；内蜜煎中，更煎之。服七合；不知，盡服之。

礬石湯：治腳氣衝心。

礬石二兩①

右一味，以漿水一斗五升，煎三五沸。浸腳良。

附方②：

《古今錄驗》**續命湯**：治中風痱，身體不能自收，口不能言，冒昧不知痛處，或拘急不得轉側。姚云：与大續命同，兼治婦人産後去血者及老人、小兒。

麻黄　桂枝　當歸　人參　石膏　乾薑　甘草各三兩　芎藭一兩③　杏仁四十枚

右九味，以水一斗，煮取四升。溫服一升，當小汗，薄覆脊，憑几坐，汗出則愈；不汗，

---

① 二兩：原爲大字。今據全書體例、吳本、俞本、趙本、醫統徐鎔本改作小字。
② 附方：鄧本脫文。據本書目錄、吳本、俞本、醫統徐鎔本補。
③ 一兩：鄧本脫文。據吳本補。

更服。無所禁，勿當風。并治但伏不得臥，欬逆上氣，面目浮腫①。

《千金》**三黃湯**：治中風手足拘急，百節疼痛，煩熱心亂，惡寒，經日不欲飲食。

麻黃五分　獨活四分　細辛二分　黃耆二分　黃芩三分

右五味，以水六升，煮取二升。分溫三服，一服小汗，二服大汗。心熱，加大黃二分；腹滿②，加枳實一枚；氣逆，加人參三分；悸，加牡蠣三分；渴，加栝蔞根三分；先有寒，加附子一枚。

《近效方》**朮附子湯**：治風虛頭重眩，苦極，不知食味。暖肌，補中，益精氣。

白朮二兩　附子一枚半，炮、去皮　甘草一兩，炙

右三味，剉，每五錢匕，薑五片，棗一枚，水盞半，煎七分，去滓。溫服。

《崔氏》**八味丸**：治腳氣上入，少腹不仁。

乾地黃八兩　山茱萸　薯蕷各四兩　澤瀉　茯苓　牡丹皮各三兩　桂枝　附子炮，各乙兩

右八味，末之，煉蜜和丸梧子大。酒下十五丸，日再服③。

《千金方》**越婢加朮湯**：治肉極，熱則身體津脫，腠理開，汗大泄，厲風氣，下焦腳弱。

麻黃六兩　石膏半斤　生薑三兩　甘草二兩　白朮四兩　大棗十五枚

---

① 浮腫：吳本作『洪腫』。其下有『見《古今錄驗方》。范汪云：是仲景方，欠兩味』小字注文。

② 腹滿：吳本作『腹痛』。

③ 服：本書《卷下·第二十二·腎氣丸方》、吳本下有『加至二十五丸』一句。

右六味，以水六升，先煮麻黄①，去上沫；内諸藥，煮取三升。分溫三服。惡風，加附子一枚，炮。

血痹虛勞病脉證并治第六

論一首　脉證九條　方九②首

問曰：血痹病，從何得之？師曰：夫尊榮人，骨弱肌膚盛，重因疲勞汗出，臥不時動摇，加被微風，遂得之。但以脉自微濇，在寸口、關上小緊，宜鍼引陽氣，令脉和，緊去則愈。

血痹，陰陽俱微，寸口、關上微，尺中小緊，外證身體不仁，如風痹狀，黄耆桂枝五物湯主之。

黄耆桂枝五物湯方

黄耆三兩　芍藥三兩　桂枝三兩　生薑六兩　大棗十二枚

右五味，以水六升，煮取二升。溫服七合，日三服。一方有人參。

夫男子平人，脉大爲勞，極虛亦爲勞。

① 麻黄：吳本下有『再沸』二字，義勝。
② 九：吳本作『一十』。

男子面色薄者，主渴及亡血，卒喘、悸；脉浮者，裏虚也。

男子脉虛沉弦，無寒熱，短氣裏急①，小便不利，面色白，時目瞑，兼衄，少腹滿，此爲勞使之然。

勞之爲病，其脉浮大，手足煩，春夏劇，秋冬瘥，陰寒精自出，酸削不能行。

男子脉浮弱而濇，爲無子，精氣清冷一作冷②。

夫失精家，少腹弦急，陰頭寒，目眩一作目眶痛，髮落，脉極虛芤遲，爲清穀、亡血、失精。脉得諸芤動微緊，男子失精，女子夢交，桂枝龍骨牡蠣湯主之。

桂枝加龍骨牡蠣湯方：《小品》云：虛羸，浮熱汗出者，除桂，加白薇、附子各三分，故曰『二加龍骨湯』。

桂枝 芍藥 生薑各三兩 甘草二兩 大棗十二枚 龍骨 牡蠣熬，各二兩③

右七味，以水七升，煮取三升。分溫三服。

天雄散方④

天雄三兩，炮 白朮八兩 桂枝六兩 龍骨三兩

---

① 急：北大藏鄧本漫漶。據吳本、俞本、趙本、醫統徐鎔本補。
② 冷，一作冷：吳本作『冷，一作冷』。
③ 熬各二兩：鄧本脫文。據吳本補。醫統徐鎔本作『各三兩』。
④ 天雄散方：吳本作『天雄散亦主之。方』。

右四味，杵爲散。酒服半錢匕，日三服；不知，稍增之。

男子平人，脉虛弱細微者，善盜汗也①。

人年五六十，其病脉大者，痹俠背行，苦腸鳴、馬刀、俠癭者，皆爲勞得之②。

脉沉小遲名脱氣，其人疾行則喘喝，手足逆寒，腹滿，甚則溏泄，食不消化也。

脉弦而大，弦則爲減，大則爲芤；減則爲寒，芤則爲虛；虛寒相搏③，此名爲革。婦人則半産漏下，男子則亡血失精。

虛勞裏急，悸，衄，腹中痛，夢失精，四肢痠疼，手足煩熱，咽乾口燥，小建中湯主之。

小建中湯方

桂枝三兩，去皮　甘草三兩④，炙　大棗十二枚　芍藥六兩　生薑二兩⑤　膠飴一升

右六味，以水七升，煮⑥取三升，去滓；內膠飴，更上微火消解。溫服一升，日三服。嘔家不可用建中湯，以甜故也。

---

① 也：吳本下有吳遷校勘小字注曰：『《脉經》云：盜汗出也。』

② 之：吳本下有吳遷校勘小字注曰：『《脉經》云：人年五十、六十，其脉浮大者。』

③ 搏：此處指人體內寒邪肆虐、精血虧虛兩種病因相互侵迫作用。此種病機下文命名爲『革』。本書《卷中·第十六》作『擊』。

④ 三兩：吳本作『弍兩』。

⑤ 二兩：吳本作『叁兩』。

⑥ 右六味，以水七升，煮：吳本作『右六味，㕮咀，以水七升，煮五味』，義勝。

《千金》療：男女因積冷氣滯，或大病後不復常，苦四肢沉重，骨肉痠疼，吸吸少氣，行動喘乏①，胸滿氣急，腰背強痛，心中虛悸，咽乾唇燥，面體少色，或飲食無味，脇肋腹脹，頭重不舉，多臥少起，甚者積年，輕者百日，漸致瘦弱，五藏氣竭，則難可復常，六脉俱不足，虛寒乏氣，少腹拘急，羸瘠百病。名曰黃耆建中湯，又有人參二兩。

虛勞裏急，諸不足，**黃耆建中湯**主之。於小建中湯內加黃耆一兩半，餘依上法②。氣短胸滿者③，加生薑；腹滿者，去棗，加茯苓一兩半；及療肺虛損不足，補氣，加半夏三兩。

虛勞腰痛，少腹拘急，小便不利者，**八味腎氣丸**主之。方見腳氣中。

虛勞諸不足，風氣百疾，薯蕷丸主之。

薯蕷丸方

薯蕷三十分　當歸　桂枝　麯　乾地黃　豆黃卷各十分　甘草二十八分　人參七分　芎藭

芍藥　白朮　麥門冬　杏仁各六分　柴胡　桔梗　茯苓各五分　阿膠七分　乾薑三分

白歛二分　防風六分　大棗百枚，爲膏

右二十一味，末之，煉蜜和丸如彈子大。空腹酒服一丸，一百丸爲劑。

虛勞，虛煩不得眠，酸棗湯主之。

---

① 乏：鄧本原作「之」。據吳本、俞本、趙本、醫統徐鎔本改。

② 於……上法：吳本作「黃耆、桂枝去皮、生薑切，各叁兩，芍藥陸兩，甘草弍兩，炙，大棗拾弍枚，擘，膠飴壹升。右七味㕮咀，以水七升，先煮六味，取三升，去滓；內膠飴，令消。溫服一升，日三服」，且爲大字正文。

③ 氣短胸滿者：吳本作「《集驗》嘔者」。

酸棗湯方

酸棗仁二升　甘草一兩　知母二兩　茯苓二兩　芎藭二兩《深師》有生薑二兩

右五味，以水八升，煮酸棗仁，得六升；内諸藥，煮取三升。分溫三服。

五勞虚極，羸瘦腹滿，不能飲食，食傷、憂傷、飲傷、房室傷、飢傷、勞傷、經絡榮衛氣傷，内有乾血，肌膚甲錯，兩目黯黑，緩中補虚，大黄䗪蟲丸主之。

大黄䗪蟲丸方

大黄十分，蒸　黄芩二兩　甘草三兩　桃仁一升　杏仁一升　芍藥四兩　乾地黄十兩　乾漆一兩　䖟蟲一升　水蛭百枚　蠐螬一升　䗪蟲半升

右十二味，末之，煉蜜和丸小豆大。酒飲服五丸，日三服。

附方①：

《千金翼》**炙甘草湯**一云復脉湯：治虚勞不足，汗出而悶，脉結心悸②，行動如常，不出百日。危急者，十一日死。

甘草四兩，炙　桂枝　生薑各三兩　麥門冬半升　麻仁半升

① 方：此字鄧本脱文。據本書目録、吴本、俞本、趙本、醫統徐鎔本補。
② 心悸：鄧本原作「悸」。據吴本補「心」。

人參 阿膠各二兩 大棗三十枚 生地黃一斤

右九味，以酒七升、水八升，先煮八味，取三升，去滓；内膠，消盡。溫服一升，日三服。

《肘後》獺肝散：治冷勞，又主鬼疰，一門相染。

獺肝一具，炙乾，末之。水服方寸匕，日三服①。

肺痿肺癰欬嗽上氣病脈證并②治第七

論三③首 脈證四條 方十六④首

問曰：熱在上焦者，因欬爲肺痿，肺痿之病，何從得之？師曰：或從汗出，或從嘔吐，或從消渴、小便利數，或從便難，又被快藥下利，重亡津液，故得之。

問⑤曰：寸口脈數，其人欬，口中反有濁唾涎沫者何？師曰：爲肺痿之病。若口中辟辟燥，欬即胸中隱隱痛，脈反滑數，此爲肺癰。欬唾膿血，脈數虛者，爲肺痿；數實者，爲肺癰。

---

① 服：吳本下有『見《肘後》。恐非仲景方』小字注文。

② 并：鄧本脱文。據本書體例、吳本標題補。

③ 三：吳本作『二』。

④ 十六：吳本作『一十八』，醫統徐鎔本作『十五』。

⑤ 問：鄧本脱文。據吳本補。

問曰：病欬逆，脉之，何以知此爲肺癰？當有膿血，吐之則死。其脉何類？師曰：寸口脉微而數，微則爲風，數則爲熱；微則汗出，數則惡寒。風中於衛，呼氣不入；熱過於榮，吸而不出。風傷皮毛，熱傷血脉①。風舍②於肺，其人則欬，口乾喘滿，咽燥不渴，時唾③濁沫，時時振寒；熱之所過，血爲之凝滯，畜結癰膿，吐如米粥，始萌可救，膿成則死。

上氣，面浮腫，肩息，其脉浮大；不治；又加利，尤甚。

上氣，喘而躁者，屬肺脹，欲作風水，發汗則愈。

肺痿，吐涎沫而不欬④者，其人不渴，必遺尿，小便數。所以然者，以上虛不能制下故也。此爲肺中冷，必眩，多涎唾，甘草乾薑湯以溫之。若服湯已渴者，屬消渴。

甘草乾薑湯方

甘草四兩，炙 乾薑二兩，炮

右㕮⑤咀，以水三⑥升，煮取一升伍合，去滓。分溫再服⑦。

① 脉：鄧本原作『肺』，形近致誤。據吳本、醫統徐鎔本改。
② 舍：鄧本原作『含』，形近致誤。據吳本、俞本、醫統徐鎔本改。
③ 時唾：吳本作『唾而』。
④ 不欬：吳本作『不能欬』。
⑤ 㕮：鄧本原作『父』，形近致誤。據吳本、俞本、趙本、醫統徐鎔本改。
⑥ 三：吳本作『四』。
⑦ 服：吳本下有『服湯已，小溫覆之。若渴者，屬消渴』一句文字。

欬而上氣，喉中水雞聲，射干麻黄湯主之。

射干麻黄湯方

射干十三枚。一法：三兩　麻黄四兩　生薑四兩　細辛　紫菀　款冬花各三兩

五味子半升　大棗七枚　半夏大者八枚，洗①。一法：半升

右九味，以水一斗二升，先煮麻黄兩沸，去上沫；内諸藥，煮取三升。分溫三服。

欬逆上氣，時時唾濁，但坐不得眠②，皂莢丸主之。

皂莢丸方

皂莢八兩，刮去皮，用酥炙

右一味，末之，蜜丸梧子大，以棗膏和湯。服三丸，日三夜一服。

欬③而脉浮者，厚朴麻黄湯主之。

厚朴麻黄湯方

厚朴五兩　麻黄四兩　石膏如雞子大　杏仁半升　半夏半升　乾薑二兩　細辛二兩　小麥一升　五味子半升

右九味，以水一斗二升，先煮小麥熟，去滓；内諸藥，煮取三升。溫服一升，日三服。

---

① 大者八枚洗：鄧本原作『大者洗，八枚』。據本書體例、吴本、趙本倒乙。
② 眠：吴本作『臥』。
③ 欬：吴本作『上氣』。

脉沉者，澤漆湯主之。

澤漆湯方

半夏半升　紫參五兩。一作：紫苑　澤漆三斤，以東流水五斗、煮取一斗五升　生薑五兩

白前五兩　甘草　黄芩　人參　桂枝各三兩

右九味，㕮咀，内澤漆汁中，煮取五升。温服五合，至夜盡。

大逆上氣，咽喉不利，止逆下氣者，麥門冬湯主之。

麥門冬湯方

麥門冬七①升　半夏一升　人參二兩　甘草二兩　粳米三合　大棗十二枚

右六味，以水一斗二升，煮取六升。温服一升，日三夜一服。

肺癰，喘不得臥，葶藶大棗瀉肺湯主之。

葶藶大棗瀉肺湯方

葶藶熬令黄色，擣丸、如彈丸大　大棗十二枚

右先以水三升，煮棗，取二升，去棗；内葶藶，煮取一升。頓服。

欬而胸滿振寒，脉數，咽乾不渴，時出濁唾腥臭，久久吐膿如米粥者，爲肺癰，桔梗湯

---

① 七：北大藏鄧本漫漶，似作『十』。據吴本、俞本、趙本、醫統徐鎔本確定作『七』。

主之。

桔梗湯方：亦治血[1]痹。

桔梗一兩[2] 甘草二兩

右二味，以水三升，煮取一升。分溫再服，則吐膿血也。

欬而上氣[3]，此爲肺脹，其人喘，目如脱狀，脉浮大者，越婢加半夏湯主之。

越婢加半夏湯方

麻黄六兩 石膏半斤 生薑三兩 大棗十五枚 甘草二兩 半夏半升

右六味，以水六升，先煮麻黄[4]，去上沫；内諸藥，煮取三升。分溫三服。

肺脹，欬而上氣，煩燥而喘，脉浮者，心下有水，小青龍加石膏湯主[5]之。

小青龍加石膏湯方：《千金》證治同，外更加脇下痛引缺盆。

麻黄 芍藥 桂枝 細辛 甘草 乾薑各三兩 五味子 半夏各半升 石膏二兩

---

① 血：吴本作『喉』，義勝。

② 一兩：鄧本脱文。據吴本、俞本、趙本、醫統徐鎔本補。

③ 欬而上氣：吴本作『欬逆倚息』。

④ 麻黄：吴本下有『再沸』二字，義勝。

⑤ 湯：鄧本脱文。主：北大藏鄧本漫漶。均據吴本、俞本、趙本、醫統徐鎔本補。

右九味，以水一斗，先煮麻黄①，去上沫；内諸藥，煮取三升。強人服一升，羸者減之，日三服；小兒服四合。

附方②：

《外臺》**炙甘草湯**：治肺痿涎唾多，心中溫溫液液者。方見虛勞。

《千金》**甘草湯**

甘草炙，二兩③

右一味，以水三升，煮減半。分溫三服。

《千金》**生薑甘草湯**：治肺痿，欬唾涎沫不止，咽燥而渴。

生薑五兩　人參二④兩　甘草四兩　大棗十五枚

右四味，以水七升，煮取三升。分溫三服。

《千金》**桂枝去芍藥加皂莢湯**：治肺痿，吐涎沫。

桂枝　生薑各三兩　甘草二兩　大棗十枚⑤　皂莢一枚，去皮子，炙焦

---

① 麻黄：吳本下有『減二升』三字，義勝。
② 方：此字鄧本脱文。據吳本、俞本、趙本、醫統徐鎔本補。
③ 炙二兩：鄧本脱文。據吳本補。
④ 二：吳本、俞本同。趙本、醫統徐鎔本作『三』。
⑤ 十枚：吳本作『拾弎枚』。

右五味，以水七升，微微火煮，取三升。分溫三服。

《外臺》**桔梗白散**：治欬而胸滿振寒，脉數，咽乾不渴，時出濁唾腥臭，久久吐膿如米粥者，爲肺癰。

桔梗　貝母各三分　巴豆一①分，去皮、熬、研如脂

右三味，爲散。強人飲服半錢匕，羸者減之。病在膈上者，吐膿血②；膈下者，瀉出，若下多不止，飲冷水一杯則定。

《千金》**葦莖湯**：治欬有微熱，煩滿，胸中甲錯，是爲肺癰。

葦莖③二升　薏苡仁半升　桃仁五十枚　瓜瓣半升

右四味，以水一斗④，先煮葦莖，得五升，去滓；内諸藥，煮取二升。服一升；再服，當吐如膿。

肺癰，胸滿脹，一身面目浮腫，鼻塞，清涕出，不聞香臭酸辛，欬逆上氣，喘鳴迫塞，**葶藶大棗瀉肺湯**主之。方見上。三日一劑，可至三四劑；此先服小青龍湯一劑，乃進⑤。小青龍方見欬嗽門中。

---

① 一：鄧本脱文。據吳本、俞本、趙本、醫統徐鎔本補。
② 膿血：吳本作『出』，似更義長。
③ 莖：吳本作『葉』。
④ 斗：鄧本原作『升』。據煎藥常識及吳本、俞本、趙本、醫統徐鎔本改。
⑤ 方見上……乃進：吳本作大字正文，僅有個別文字差異，且無『小青龍方見欬嗽門中』一句。

小青龍湯方

麻黄去節　桂枝　細辛　甘草炙　乾薑各叁兩　五味子　半夏洗，各半升　芍藥叁兩

右八味，㕮咀，以水一斗，先煮麻黄，減二升，去上沫；内諸藥，煮取三升，去滓。溫服一升。渴者，去半夏，加栝蔞根三兩；微利者，去麻黄，加芫花一雞子大、熬；噎者，去麻黄，加附子一枚、炮；小便不利者，去麻黄，加茯苓四兩；喘者，去麻黄，加杏人半升。

欬而上氣，肺脹，其脉浮，心下有水氣，脇下痛引缺盆，**小青龍加石膏湯**主之。方見上，並見《千金》①。

奔豚氣病脉證并②治第八

論二首　方三首

師曰：病有奔豚，有吐膿，有驚怖，有火邪，此四部病，皆從驚發得之。

師曰：奔豚病，從少腹起，上衝咽喉，發作欲死，復還止，皆從驚恐得之。

奔豚，氣上衝胸，腹痛，往來寒熱，奔豚湯主之。

---

① 小青龍湯方，麻黄……並見《千金》：鄧本脱文。從本書原目録著録、《卷中·第十二·附方》、《卷下·第二十二》小青龍湯方名下注提示，原書此處當有『小青龍湯』、『小青龍加石膏湯』二方條文，故據吴本補。

② 并：鄧本脱文。據本書體例、吴本標題補。

奔豚湯方

甘草 芎藭 當歸各二兩 半夏四兩 黄芩二兩 生葛五兩

芍藥二兩 生薑四兩 甘李根白皮一升

右九味，以水二斗，煮取五升。溫服一升，日三夜一服。

發汗後①，燒針令其汗，針處被寒，核起而赤者，必發賁豚。氣從小腹上至心②，灸其核上各一壯，與桂枝加桂湯主之。

桂枝加桂湯方

桂枝五兩 芍藥三兩 甘草二兩，炙 生薑三兩 大棗十二③枚

右五味，以水七升，微火煮取三升，去滓。溫服一升④。

發汗後，臍下悸者，欲作賁豚，茯苓桂枝甘草大棗湯主之。

茯苓桂枝甘草大棗湯方

茯苓半斤 甘草二⑤兩，炙 大棗十五枚 桂枝四兩

---

① 發汗后：吳本、《傷寒·卷三·第六》無此三字。

② 小腹上至心：吳本、《傷寒·卷三·第六》作『少腹上衝心者』，似更義長。

③ 二：吳本作『伍』。

④ 升：吳本、《傷寒·卷三·第六》下有『本云桂枝湯，今加桂滿五兩。所以加桂者，以能洩奔豚氣也』一段文字。

⑤ 二：吳本作『壹』。

右四味，以甘爛水一斗，先煮茯苓，減二升；内諸藥，煮取三升，去滓。溫服一升，日三服。作①甘爛水法：取水二②斗，置大盆内，以杓揚之，水上有珠子五六千顆相逐，取用之。

胸痹心痛短氣病脉證并③治第九

論一首　脉證一條④　方十首

師曰：夫脉當取太過與⑤不及，陽微陰弦，即胸痹而痛。所以然者，責其極虚也，今陽虚，知在上焦；所以胸痹心痛者，以其陰弦故也。

平人無寒熱，短氣不足以息者，實也。

胸痹之病，喘息欬唾，胸背⑥痛，短氣，寸口脉沉而遲，關上小緊數，栝蔞薤白白酒湯主之。

①作：鄧本脱文。據吴本補。且吴本『作甘爛水法』一段文字爲大字正文。
②二：吴本作『三』。
③并：鄧本脱文。據本書體例、吴本標題補。
④脉證一條：鄧本原作『證一首』。據本書體例、吴本、俞本改。吴本脱『脉』字。
⑤與：鄧本脱文。據吴本補。
⑥背：吴本作『苦』。

栝蔞薤白白酒湯方

栝蔞實一枚，搗　薤白半升　白酒七升

右三味同煮，取二升。分溫再服。

胸痹，不得臥，心痛徹背者，栝蔞薤白半夏湯主之。

栝蔞薤白半夏湯方

栝蔞實一枚　薤白三兩　半夏半升①　白酒一斗

右四味同煮，取四升。溫服一升，日三服。

胸痹，心中痞，留氣結在胸，胸滿，脇下逆搶心，枳實薤白桂枝湯主之，人參湯②亦主之。

枳實薤白桂枝湯方

枳實四枚　厚朴四兩　薤白半斤　桂枝一兩　栝蔞一枚，搗

右五味，以水五升，先煮枳實、厚朴，取二升；去滓，内諸藥，煮數③沸。分溫三服。

人參湯方

人參　甘草　乾薑　白朮各三兩

---

① 升：鄧本原作『斤』，形近致誤。據原書半夏用量單位慣例、吳本、趙本、醫統徐鎔本改。
② 人參湯：吳本作『理中湯』。
③ 數：吳本作『三』。

右四味，以水八升，煮取三升。溫服一升，日三服。

胸痺，胸中氣塞，短氣，茯苓杏仁甘草湯主之，橘枳薑湯亦主之。

茯苓杏仁甘草湯方

茯苓三兩　杏仁五十个　甘草一兩

右三味，以水一斗，煮取五升。溫服一升，日三服；不差，更服①。

橘枳薑湯方

橘皮一斤　枳實三②兩　生薑半斤

右三味，以水五升，煮取二升。分溫再服。《肘後》、《千金》云：治胸痺，胸中愊愊③如滿，噎塞，習習如痒，喉中澁，唾燥沫。

胸痺，緩急者，薏苡仁附子散主之。

薏苡附子散方

薏苡仁十五兩　大附子十枚，炮

右二味，杵爲散。服方寸匕，日三服④。

---

① 不差更服：鄧本原作小字。據本書服藥備注慣例、吳本、俞本、醫統徐鎔本改大字。吳本作『不差更合服』。

② 三：吳本作『弎』。

③ 愊愊：鄧本原作『福福』。據吳本、趙本、醫統徐鎔本改。

④ 服：吳本其下有『一云：服半錢匕』小字注文。

心中痞，諸逆心懸痛，桂枝生薑枳實湯主之。

桂薑枳實湯方

桂枝　生薑各三兩　枳實五枚

右三味，以水六升，煮取三升。分溫三服。

心痛徹背，背痛徹心，烏頭赤石脂丸主之。

赤石脂丸方

蜀椒一兩。一法：二分　烏頭一分，炮　附子半兩，炮。一法：一分　乾薑一兩。一法：一分　赤石脂一兩。一法：二分

右五味，末之，蜜丸如梧子大。先食服一丸，日三服；不知，稍加服①。

九痛丸：治九種心痛

附子三兩，炮　生狼牙一兩，炙香　巴豆一兩，去皮心、熬，研如脂　人參　乾薑　吳茱萸各一兩

右六味，末之，煉蜜和②丸如梧子大。酒下，強人初服三丸，日三③服；弱者二丸。兼治卒中惡，腹脹痛，口不能言；又治連年積冷、流注、心胸痛，并冷腫、上氣、落馬、墜車、血疾等，皆主之。忌口如常法。

---

① 不知稍加服：鄧本原作小字。據本書服藥備注慣例、吳本、醫統徐鎔本改大字。吳本作「不知，稍增之」。

② 和：鄧本脫文。據全書體例、吳本補。

③ 三：吳本作「二」。

腹滿寒疝宿食病脉證并①治第十

論一首　脉證十六②條　方十四③首

趺陽脉微弦，法當腹滿，不滿者必便難，兩胠疼痛，此虚寒從下上也，當以溫藥服之。

病者腹滿，按之不痛爲虚，痛④者爲實，可下之。舌黄未下者，下之黄自去。

腹滿時減，復如故，此爲寒，當與溫藥。

病者痿黄，躁而不渴，胸中寒實，而利不止者，死。

寸口脉弦者，即脇下拘急而痛，其人嗇嗇惡寒也。

夫中寒家喜欠，其人清涕出，發熱色和者，善嚏。

中寒，其人下利，以裏虚也；欲嚏不能，此人肚中寒一云痛。

夫瘦人繞臍痛，必有風冷，穀氣不行，而反下之，其氣必衝；不衝者，心下則痞。

病腹滿，發熱十日，脉浮而數，飲食如故，厚朴七物湯主之。

---

① 并：鄧本脱文。據本書體例、吴本標題補。
② 十六：吴本作「一十八」。
③ 十四：吴本作「一十三」，醫統徐鎔本作「十三」。
④ 痛：鄧本原作「實」。據吴本、俞本、趙本、醫統徐鎔本改。

厚朴七物湯方

厚朴半斤　甘草　大黃各三兩　大棗十枚　枳實五枚　桂枝二兩　生薑五兩

右七味，以水一斗，煮取四升。溫服八合，日三服。嘔者，加半夏五合；下利[①]，去大黃；寒多者，加生薑至半斤。

腹中寒氣，雷鳴切痛，胸脇逆滿，嘔吐，附子粳米湯主之。

附子粳米湯方

附子一枚，炮　半夏半升　甘草一兩　大棗十枚　粳米半升

右五味，以水八升，煮米熟湯成，去滓。溫服一升，日三服。

痛而閉者[②]，厚朴三物湯主之。

厚朴三物湯方

厚朴八兩　大黃四兩　枳實五枚

右三味，以水一斗二升，先煮二味，取五升；內大黃，煮取三升。溫服[③]一升，以利爲度[④]。

---

① 下利：吳本作『下利者』，當從。
② 痛而閉者：吳本作『腹滿脉數』。
③ 服：鄧本原作『分』。據吳本、趙本、醫統徐鎔本改。
④ 以利爲度：吳本作『腹中轉動，更服；不動，勿服』。

按之心下滿痛者①，此爲實也，當下之，宜大柴胡湯。

大柴胡湯方

柴胡半斤　黄芩三兩　芍藥三兩　半夏半升，洗　枳實四枚，炙　大黄二兩　大棗十二枚　生薑五兩

右八味，以水乙斗二升，煮取六升；去滓，再煎②。溫服一升，日三服③。

腹滿不減，減不足言，當須下之，宜大承氣湯。

大承氣湯方

大黄四兩，酒洗　厚朴半斤，去皮，炙　枳實五枚，炙　芒硝三合

右四味，以水一斗，先煮二物，取五升，去滓；内大黄，煮取二升；内芒硝，更上火微一二沸。分溫再服；得下，餘勿服。

心胸中大寒痛，嘔不能飲食，腹中寒，上衝皮起，出見有頭足，上下痛而不可觸近，大建中湯主之。

---

① 按之心下滿痛者：吳本作『病腹中滿痛者』。

② 煎：吳本下有『取三升』三字，當從。

③ 服：吳本、《傷寒·卷三·第六》下有『一方加大黄二兩，若不加，恐不名大柴胡也』一段文字，且大柴胡湯方中無『大黄』一味。又，《傷寒·卷三·第六》『不名』作『不爲』。

大建中湯方

蜀椒二合，汗①　乾薑四兩　人參二兩

右三味，以水四升，煮取二升，去滓；内膠飴壹升，微火煎取一升半。分溫再服，如一炊頃，可飲粥二升②，後更服。當一日食糜，溫覆之。

脇下偏痛，發熱，其脉緊弦，此寒也。以溫藥下之，宜大黃附子湯。

大黃附子湯方

大黃三兩　附子三枚，炮　細辛二兩

右三味，以水五升，煮取二升，分溫三服；若强人煮取二升半，分溫三服。服後，如人行四五里進一服。

寒氣厥逆，赤丸主之。

赤丸方

茯苓四兩　半夏四兩，洗。一方：用桂③　烏頭二兩，炮　細辛一兩。《千金》作：人參　附子弍兩，炮、去皮　射罔壹枚，如棗大④

---

① 汗：北大藏鄧本漫漶，似作『汁』。據吴本補。趙本作『去汗』。

② 二升：吴本作『二升許』，義勝。

③ 桂：鄧本原作『佳』，形近致誤。據吴本、俞本、趙本、醫統徐鎔本改。

④ 附子……如棗大：鄧本脱文。從方後注『右六味』提示，據吴本補。

右六味，末之，内眞朱爲色，煉蜜和①丸如麻子大。先食，酒飲下三②丸，日再夜一服；不知，稍增之，以知爲度③。

腹痛，脉④弦而緊，弦則衛氣不行，即惡寒，緊則不欲食；邪正相搏⑤，即爲寒疝。寒疝遶臍痛，若發則白⑥汗出，手足厥冷，其脉沉弦者，大烏頭煎主之。

烏頭煎方

烏頭大者五枚，熬，去皮⑦，不㕮咀

右以水三升，煮取一升，去滓；内蜜二升，煎令水氣盡，取二升。强人服七合，弱人服五合；不差，明日更服，不可⑧一日再服。

寒疝，腹中痛及脇痛，裏急者，當歸生薑羊肉湯主之。

---

① 和：鄧本脱文。據全書體例、吴本補。
② 下三：吴本作『服一』。
③ 稍增之，以知爲度：吴本作『二丸爲度』。
④ 脉：吴本上有『寸口』二字。
⑤ 邪正相搏：吴本作『弦緊相搏』。搏：此處指邪氣與正氣兩股勢力在腹中劇烈交爭、格鬥。此種病機下文指出即發爲寒疝病。趙本刻作『搏』。
⑥ 白：吴本眉箋曰：『白，一作自。』
⑦ 大者五枚，熬去皮：吴本作『拾伍枚，熬黑』。
⑧ 不可：吴本作『慎不可』，似更義長。

當歸生薑羊肉湯方

當歸三兩　生薑五兩　羊肉一斤

右三味，以水八升，煮取三升；溫服七合，日三服。若寒多者，加生薑成一斤；痛多而嘔者，加橘皮二兩、白朮一兩。加生薑者，亦加水五升，煮取三升二合服之。

寒疝，腹中痛，逆冷，手足不仁，若①身疼痛，灸、刺、諸藥不能治，抵當烏頭桂枝湯主之。

烏頭桂枝湯方

烏頭五枚，實者去角②

右一味，以蜜二斤，煎減半，去滓；以桂枝湯五合解之，令③得一升。後④，初服二合；不知，即服三合；又不知，復加至五⑤合。其知者，如醉狀；得吐者，爲中病。

桂枝湯方

桂枝三兩，去皮　芍藥三兩　甘草二兩，炙　生薑三兩　大棗十二枚

右五味，剉，以水七升，微火煮取三升，去滓。

① 若：吳本作『者』，屬上讀。吳本眉箋曰：『者字誤，當作苦。』
② 五枚實者去角：鄧本脫文。據吳本補。
③ 令：北大藏鄧本漫漶。據吳本、醫統徐鎔本補。
④ 後：吳本作『許』，屬上讀。
⑤ 五：北大藏鄧本漫漶。據吳本、俞本、趙本、醫統徐鎔本補。

其脈數①而緊，乃弦，狀如弓弦，按之不移。脈數弦者，當下其寒；脈緊大②而遲者，必心下堅；脈大而緊者，陽中有陰，可下之。

附方③：

《外臺》**烏頭湯**④：治寒疝，腹中絞痛，賊風入⑤攻五臟，拘急不得轉側，發作⑥有時，使人陰縮，手足厥逆。方見上。

《外臺》**柴胡桂枝湯方**：治心腹卒中⑦，痛者。

柴胡四兩　黄芩　人參　芍藥　桂枝　生薑各一兩半　甘草一兩　半夏二合半⑧　大棗六枚

右九味，以水六升，煮取三升。溫服一升，日三服。

《外臺》**走馬湯**：治中惡，心痛腹脹，大便不通⑨。

---

① 其脈數：吳本作「夫脈浮」。
② 脈緊大：吳本作「脈雙弦」。
③ 方：此字鄧本脫文。據本書目錄、吳本、俞本、趙本、醫統徐鎔本補。
④ 烏頭湯：據本條文尾小注「方見上」及《外臺·卷十四·賊風方》可知，此方即前文「烏頭桂枝湯」，與本書《卷上·第五》之「烏頭湯」爲同名異方。
⑤ 入：吳本、《外臺·卷十四·賊風方》作「入腹」，似更義長。
⑥ 發作：吳本《外臺·卷十四·賊風方》上有「叫呼」二字，似更義長。
⑦ 治心腹卒中：吳本、《外臺·卷七·寒疝腹痛方》作「寒疝腹中」。
⑧ 二合半：吳本作「二合，洗」。《外臺·卷七·寒疝腹痛方》作「二合半，洗」。
⑨ 外臺走馬湯……不通：吳本作「卒疝，走馬湯主之。方」。

巴豆二枚，去皮心、熬　杏仁二枚

右二味，以綿纏，搥令碎。熱湯二合，捻取，白汁飲之，當下；老小量之。通治飛尸、鬼擊病。

問曰：人病有宿食，何以別之？師曰：寸口脉浮而大，按之反濇，尺中亦微而濇，故知有宿食，**大承氣湯**主之。

脉數而滑者，實也①，此有宿食，下之愈，宜**大承氣湯**。

下利，不飲②食者，有宿食也③，當④下之，宜**大承氣湯**。

大承氣湯方：見前痓病中。

宿食在上脘，當吐之，宜瓜蒂散。

瓜蒂散方

瓜蒂一分，熬黃　赤小豆一分，煮⑤

---

①也：北大藏鄧本漫漶。據吳本、趙本、醫統徐鎔本補。
②飲：吳本作『欲』。
③也：吳本上有『故』字。
④當：北大藏鄧本漫漶。據吳本、趙本、醫統徐鎔本補。
⑤煮：吳本作『熬』。

右二味，杵爲散，以香豉一合，熱湯七合①，煮取汁。和散一錢匕，溫服之；不吐者，少加之，以快吐爲度而止。亡血及虛者不可與之。

脉緊如轉索無常者，有宿食也。

脉緊頭痛，風寒，腹中有宿食不化也。一云：寸口脉緊。

① 以香豉一合，熱湯七合：鄧本原作『以香豉七合』，據吳本并參考全書體例、煎煮慣例改。

楊守敬題記①

《金匱要略》以明趙開美仿宋本爲最佳，次則俞橋本，然皆流傳絕少。醫統本則奪誤至多。此元刊本與趙本悉合，尤爲希有之籍。光緒丁酉三月得見於上海寄觀閣，因記。宜都楊守敬。

① 楊守敬題記：原書無。據下文内容加。原題記題寫於《新編金匱方論》第一册卷上之末頁空白處。又，據《金匱》諸本互校，明·洪武吳遷鈔本所據自有傳承，鈔寫精準，校勘細致，每每可訂正元·鄧珍本之脱誤。明·嘉靖俞橋本、萬曆趙開美本、萬曆醫統徐鎔本均源自元·鄧珍本。俞本脱誤最多。趙本經校正，訂誤不少，然未盡善。徐鎔本改誤、補遺較多，其改誤往往與吳本相合，補遺則標注出處；雖亦有訛誤及臆斷不足，但徐鎔參校多書，又經吳勉學精工細刻，《醫統》原刻可資參考。

新編金匱方論卷中

尚書司封郎中充秘閣校理臣林億等詮次

晉 王叔和 集

漢 張仲景 述

五藏風寒積聚病脉證并治第十一

論二①首 脉證十七②條 方二③首

肺中風者，口燥而喘，身運而重，冒而腫脹。

肺中寒④，吐濁涕。

肺死藏，浮之虛，按之弱，如葱葉，下無根者，死。

肝中風者，頭目瞤，兩脇痛，行常傴，令人嗜甘。

肝中寒者，兩臂不舉，舌本燥，喜太息，胸中痛，不得轉側，食則吐而汗出也。《脉經》、《千金》云：時盜

---

① 二：吳本作「一」。

② 十七：吳本作「二」，疑吳本據鈔底本或作「二十」。

③ 二：吳本作「三」。

④ 寒：吳本下有「者」字，當從。

肝死藏，浮之弱，按之如索不來，或曲如蛇行者，死。

肝著，其人常欲蹈其胸上，先未苦時，但欲飲熱，**旋覆花湯**主之。臣億等校諸本旋覆花湯方，皆闕②。

心中風者，翕翕發熱，不能起，心中飢③，食即嘔吐。

心中寒者，其人苦病心如噉蒜狀。劇者，心痛徹背，背痛徹心，譬如蠱注。其脉浮者，自吐乃愈。

心傷者，其人勞倦，即頭面赤而下重，心中痛而自煩，發熱，當臍跳，其脉弦，此爲心藏傷所致也。

心死藏，浮之實，如麻豆，按之益躁疾者，死。

邪哭使魂魄不安者，血氣少也，血氣少者，屬於心。心氣虚者，其人則畏，合目欲眠，夢遠行，而精神離散，魂魄妄行。陰氣衰者，爲癲；陽氣衰者，爲狂。

脾中風者，翕翕發熱，形如醉人，腹中煩重，皮目④瞤瞤而短氣。

①　欬、食：吳本作『飲食』。又，食則吐而汗出也：今傳本《脉經・卷六・第一》、《千金・卷十一・第一》正作『時盗汗，欬，食已吐其汁』。

②　皆闕：鄧本原作『皆問』，形近致誤。吳本作『本闕』，據改。俞本、趙本、醫統徐鎔本作『皆同』。

③　心中飢：吳本作『心中飢而欲食』，似更義長。

④　目：吳本作『肉』，義勝。

汗，欬，食①已吐其汁。

脾死藏，浮之大堅，按之如覆盃，潔潔狀如摇者，死。臣億等詳：五藏各有中風、中寒，今脾只載中風，腎中風、中寒俱不載者，以古文簡亂①極多，去古既遠，無文可以補綴也。

趺陽脉浮而濇，浮則胃氣強，濇則小便數，浮濇相搏②，大便則堅，其脾爲約，麻子仁丸主之。

麻子仁丸方

麻子仁貳升　芍藥半斤　枳實乙斤　大黄乙斤　厚朴乙尺　杏仁乙升

右六味，末之，煉蜜和丸梧子大。飲服十丸，日三，漸加③，以知爲度。

腎著之病，其人身體重，腰中冷，如坐水中，形如水狀，反不渴，小便自利，飲食如故。病屬下焦，身勞汗出，衣一作表裏冷濕，久久得之。腰以下冷痛，腹重如帶五千錢，甘薑苓朮湯主之。

甘草乾薑茯苓白朮湯方

甘草　白朮各貳兩　乾薑　茯苓各四兩

---

① 簡亂：吴本作『簡亂亡失』，當從。

② 搏：此處指指下浮脉與濇脉兩種脉象同時并至。此種脉象下文指出主大便堅證候，其病機爲脾氣受約，不行津液。趙本刻作『摶』。又，《説文·手部》：『摶……一曰至也。』

③ 漸加：鄧本脱文。據吴本補。

右四味，以水五升，煮取三升。分溫三服，腰中即溫。

腎死藏，浮之堅，按之亂如轉丸，益下入尺中者，死。

問曰：三焦竭部，上焦竭善噫，何謂也？師曰：上焦受中焦氣未和，不能消穀，故能①噫耳。下焦竭即遺溺失便，其氣不和，不能自禁制。不須治，久則②愈。

師曰：熱在上焦者，因欬爲肺痿。熱在中焦者，則爲堅。熱在下焦者，則尿血，亦令淋秘③不通。大腸有寒者，多鶩溏；有熱者，便腸垢。小腸有寒者，其人下重便血；有熱者，必痔。

問曰：病有積，有聚，有槃氣，何謂也？師曰：積者，藏病也，終不移。聚者，府病也，發作有時，展轉痛移，爲可治。槃氣者，脇下痛，按之則愈，復發爲槃氣。

諸積大法，脉來細而附骨者，乃積也。寸口，積在胸中；微出寸口，積在喉中。關上，積在臍傍；上關上，積在心下；微下關，積在少腹。尺中，積在氣衝。脉出左，積在左；脉出右，積在右；脉兩出，積在中央。各以其部處之。

① 能：吳本作「令」，義勝。
② 則：吳本作「自」。
③ 秘：吳本作「閉」。

痰飲欬嗽病脉證并治第十二

論一首　脉證二十一條　方十八①首

問曰：夫飲有四，何謂也？師曰：有痰飲，有懸飲，有溢飲，有支飲。

問曰：四飲何以爲異？師曰：其人素盛今瘦，水走腸間，瀝瀝有聲，謂之痰飲。飲後水流在脇下，欬唾引痛，謂之懸飲。飲水流行，歸於四肢，當汗出而不汗出，身體疼重，謂之溢飲。欬逆倚息，短氣不得卧，其形如腫，謂之支飲。

水在心，心下堅築②，短氣，惡水，不欲飲。

水在肺，吐涎沫，欲飲水。

水在脾，少氣，身重。

水在肝，脇下支滿，嚔而痛。

水在腎，心下悸。

夫心下有留飲，其人背寒冷，如手③大。

留飲者，脇下痛引缺盆，欬嗽則輒已一作轉甚。

---

① 十八：醫統徐鎔本作「十九」。

② 築：吳本作「築築」，似更義長。

③ 手：鄧本原作「水」，形近致誤。據吳本、趙本改。醫統徐鎔本作「掌」。

胸中有留飲，其人短氣而渴，四肢歷節痛。脉沉者，有留飲。

膈上病痰，滿喘欬吐①，發則寒熱，背痛腰疼，目泣自出，其人振振身瞤。劇，必有伏飲。

夫病人飲②水多，必暴喘滿。凡食少飲多，水停心下，甚者則悸，微者短氣。脉雙弦者，寒也，皆大下後喜③虚；脉偏弦者，飲也。

肺飲不弦，但苦喘短氣。

支飲亦喘而不能臥，加短氣，其脉平也。

病痰飲者，當以溫藥和之。

心下有痰飲，胸脇支滿，目眩，苓桂朮甘湯主之。

茯苓桂枝白朮甘草湯方

茯苓四兩　桂枝　白朮各叁兩　甘草貳兩

右四味，以水六升，煮取三升。分溫三服，小便則利。

夫短氣有微飲，當從小便去之，**苓桂朮甘湯**主之方見上，**腎氣丸**④亦主之方見腳氣中。

---

① 吐：吳本作『唾』，似更義長。
② 飲：吳本作『卒飲』，似更義長。
③ 喜：鄧本脱文。據吳本補。『喜……』爲本書用詞習慣。趙本作『善』，醫統徐鎔本作『裏』。
④ 丸：鄧本原作『九』，形近致誤。據吳本、俞本、趙本、醫統徐鎔本改。

病者脈伏，其人欲自利，利①反快；雖利，心下續堅滿，此爲留飲欲去故也，甘遂半夏湯主之。

甘遂半夏湯方

甘遂大者叁枚　半夏拾貳枚，以水乙升、煮取半升、去滓　芍藥伍枚　甘草如指大乙枚，炙。一本作無②

右四味，以水二升，煮取半升，去滓；以蜜半升，和藥汁，煎取八合。頓服之。

脈浮而細滑，傷飲。

脈弦數，有寒飲，冬夏難治。

脈沉而弦者，懸飲內痛。

病懸飲者，十棗湯主之。

十棗湯方

芫花熬　甘遂　大戟各等分

右三味，擣篩，以水一升五合，先煮肥大棗十枚，取八合，去滓。內藥末，強人服一錢匕，羸人服半錢，平旦溫服之；不下者，明日更加半錢。得快下後，糜粥自養。

病溢飲者，當發其汗，大青龍湯主之，小青龍湯亦主之。

---

① 利：吳本作『利者』，義勝。

② 一本作無：吳本作「一本無」，似更義長。

大青龍湯方

麻黄六兩，去節　桂枝貳兩，去皮　甘草貳兩，炙　杏仁四十个，去皮尖　生薑叁兩，切①　大棗拾貳枚②，擘③　石膏如雞子大，碎

右七味，以水九升，先煮麻黄，減二升，去上沫；内諸藥，煮取三升，去滓。溫服壹升。取微似汗；汗多者，溫粉粉之。

小青龍湯方

麻黄去節，叁兩　芍藥叁兩　五味子半升　乾薑叁兩　甘草叁兩，炙　細辛叁兩　桂枝叁兩，去皮　半夏半升，湯洗

右八味，以水一斗，先煮麻黄，減二升，去上沫；内諸藥，煮取三升，去滓。溫服一升。

膈間支飲，其人喘滿，心下痞堅，面色黧黑，其脉沉緊，得之數十日，醫吐下之，不愈，木防己湯主之。虛者即④愈，實者三日復發。復與，不愈者，宜木防己湯去石膏加茯苓芒硝湯主之。

木防己湯方

木防己叁兩　石膏拾貳枚，如雞子大　桂枝貳兩　人參四兩

---

① 切：鄧本脱文。據趙本、《傷寒·卷三·第六》補。
② 拾貳枚：吳本、《傷寒·卷三·第六》作『拾枚』。
③ 擘：鄧本脱文。據吳本、《傷寒·卷三·第六》補。
④ 即：吳本作『則』。

右四味，以水六升，煮取二升。分溫再服。

木防己加茯苓芒硝湯方

木防己　桂枝各貳兩　人參　茯苓各四兩　芒硝叁合①

右五味，以水六升，煮取二升，去滓；內芒硝，再微煎。分溫再服。微利則愈。

心下有支飲，其人苦冒眩，澤瀉湯主之。

澤瀉湯方

澤瀉伍兩　白朮貳兩

右二味，以水二升，煮取一升。分溫再服。

支飲胸滿者，厚朴大黃湯主之。

厚朴大黃湯方

厚朴乙尺　大黃陸兩　枳實四枚

右三味，以水五升，煮取二升。分溫再服。

支飲不得息，**葶藶大棗瀉肺湯**主之。方見肺癰中。

嘔家本渴，渴者爲欲解；今反不渴，心下有支飲故也，小半夏湯主之。《千金》云：小半夏加茯苓湯。

---

① 茯苓各四兩，芒硝叁合：鄧本原作『芒硝叁合，茯苓各四兩』。據上文方名、吳本倒乙。

小半夏湯方

半夏乙升　生薑半斤

右二味，以水七升，煮取一升半。分溫再服。

腹滿，口舌乾燥，此腸間有水氣，己椒藶黃丸主之。

防己椒目葶藶大黃丸方

防己　椒目　葶藶熬　大黃各乙兩

右四味，末之，蜜和①丸如梧子大。先食飲服一丸，日三服；稍增，口中有津液，止②。渴者，加芒硝半兩。

卒嘔吐，心下痞，膈間有水，眩悸者，小③半夏加茯苓湯主之。

小半夏加茯苓湯方

半夏乙升　生薑半斤　茯苓叁兩。一法：四兩

右三味，以水④七升，煮取一升五合⑤。分溫再服。

① 和：鄧本脫文。據全書體例、吳本補。
② 止：鄧本脫文。據吳本補。
③ 小：鄧本脫文。據下文方名、吳本補。
④ 水：鄧本脫文。據吳本、俞本、趙本、醫統徐鎔本補。
⑤ 煮取一升五合：北大藏鄧本漫漶。據吳本、俞本、趙本、醫統徐鎔本補。

假令瘦人，臍下有悸，吐涎沫而癲眩①，此水也，五苓散主之。

五苓散方

澤瀉乙兩乙分② 猪苓叁分③，去皮 茯苓叁分④ 白朮叁分⑤ 桂貳分⑥，去皮

右五味，爲末。白飲服方寸匕，日三服。多飲暖水，汗出愈。

附方：

《外臺》**茯苓飲**：治心胸中有停痰宿水，自吐出水後，心胸間虚，氣滿不能食。消痰氣，令能食。

茯苓 人參 白朮各叁兩 枳實貳⑦兩 橘皮貳⑧兩半 生薑四兩

右六味，水六升，煮取一升八合。分溫三服，如人行八九里進之⑨。

① 癲眩：北大藏鄧本漫漶。據吴本、趙本、醫統徐鎔本補。
② 乙兩乙分：吴本作『壹兩陸銖』。
③ 叁分：吴本作『拾捌銖』。
④ 叁分：吴本作『拾捌銖』。
⑤ 叁分：吴本作『拾捌銖』。
⑥ 貳分：吴本作『半兩』。
⑦ 貳：北大藏鄧本漫漶。據吴本、俞本、趙本、醫統徐鎔本補。
⑧ 貳：吴本作『壹』。
⑨ 之：吴本下有『見《外臺》，出《延年》』小字注文。

欬[1]家，其脉弦，爲有水，十棗湯主之。方見上。

夫有支飲家，欬、煩、胸中痛者，不卒死，至一百日、一歲，宜十棗湯。方見上。

久欬數歲，其脉弱者可治，實大數者死。其脉虚者，必苦冒，其人本有支飲在胸中故也，治屬飲家。

欬逆倚息，不得卧，小青龍湯主之。方見上及肺[2]癰中。

青龍湯下已，多唾，口燥，寸脉沉，尺脉微，手足厥逆；氣從小腹上衝胸咽，手足痹，其面翕然[3]熱，如醉狀，因復下流陰股；小便難，時復冒者，與茯苓桂枝五味子甘草湯，治其氣衝。

桂苓五味甘草湯方

茯苓四兩　桂枝四兩，去皮　甘草炙，叁兩　五味子半升

右四味，以水八升，煮取三升，去滓。分三溫服[4]。

衝氣即低，而反更欬，胸滿者，用桂苓五味甘草湯，去桂加乾薑、細辛，以治其欬滿。

---

① 欬：北大藏鄧本漫漶。據吴本、俞本、趙本、醫統徐鎔本補。
② 肺：鄧本原作『肺』，形近致誤。據吴本、俞本、趙本改。又，及：俞本、趙本作『文』。
③ 然：鄧本脱文。據吴本、俞本補。
④ 分三溫服：吴本、醫統徐鎔本作『分溫三服』。據本書服藥用語慣例，似更義長。

苓甘五味薑辛湯方

茯苓四兩　甘草　乾薑　細辛各叁①兩　五味子半升

右五味，以水八升，煮取三升，去滓。溫服半升，日三②。

欬滿即③止，而更復④渴，衝氣復發者，以細辛、乾薑爲熱藥也，服之當遂渴⑤，而渴反止者，爲支飲也。支飲者，法當冒，冒者必嘔，嘔者，復内半夏，以去其水。

桂苓五味甘草去桂加乾薑細辛半夏湯方

茯苓四兩　甘草　細辛　乾薑各貳兩⑥　五味子　半夏各半升

右六味，以水八升，煮取三升，去滓。溫服半升，日三。

水去嘔止，其人形腫者，加杏仁主之。其證應内麻黄，以其人遂痹，故不内之⑦；若逆而内之者，必厥。所以然者，以其人血虛，麻黄發其陽故也。

---

① 叁：吳本作「壹」。
② 溫服半升，日三：吳本作「分溫三服」。以下三方方後注同。
③ 即：吳本作「則」。
④ 更復：吳本作「復更」，似更義長。
⑤ 服之當遂渴：吳本作「此法不當遂渴」。
⑥ 甘草、細辛、乾薑各貳兩：吳本作「甘草叁兩炙、乾薑弍兩、細辛叁兩」。
⑦ 加杏仁……内之：吳本作「可内麻黄，以其欲逐痹，故不内麻黄，乃内杏人也」。

苓甘五味加薑辛半夏杏仁湯方

茯苓四兩　甘草叁兩　五味子半升　乾薑叁兩　細辛叁兩　半夏半升　杏仁半升，去皮尖

右七味，以水一斗，煮取三升，去滓。溫服半升，日三。

若面熱如醉①，此爲胃熱上衝，熏其面②，加大黄，以利之。

苓③甘五味加薑辛半杏大黄湯方

茯苓四兩　甘草叁兩　五味子半升　乾薑叁兩　細辛叁兩　半夏半升　杏仁半升　大黄叁兩

右八味，以水一斗，煮取三升，去滓。溫服半升，日三。

先渴後嘔，爲水停心下，此屬飲家，**小半夏茯苓湯主之**。方見上。

消渴小便利淋病脉證并治第十三

脉證九條　方六首

厥陰之爲病，消渴，氣上衝心，心中疼熱，飢而不欲食，食即吐；下之，不肯止。

① 醉：吴本下有「狀者」二字，似更義長。
② 面：吴本下有「令熱」二字，似更義長。
③ 苓：鄧本原作「茯」。據本書方名用詞習慣、醫統徐鎔本改。

寸口脉浮而遲，浮即爲虚，遲即爲勞；虚則衛氣不足，勞則榮氣竭。趺陽脉浮而數，浮即爲氣，數即消穀而矢[①]堅一作緊；氣盛則溲數，溲數即堅，堅數相搏[②]，即爲消渴。

男子消渴，小便反多，以飲一斗，小便一斗，**腎氣丸**[③]主之。方見脚氣中。

脉浮，小便不利，微熱消渴者，宜利小便發汗，**五苓散**主之。方見痰飲中[④]。

渴欲飲水，水入則[⑤]吐者，名曰水逆，**五苓散**主之。方見上。

渴欲飲水不止者，文蛤散主之。

文蛤散方

文蛤伍兩

右一味，杵爲散。以沸湯五合，和服方寸匕。

淋之爲病，小便如粟狀，小腹弦急，痛引臍中。

趺陽脉數，胃中有熱，即消穀引食，大便必堅，小便即數。

---

① 矢：鄧本原作『大』，形近致誤。據吴本改。

② 搏：此處指大便堅與小便數兩種證候同時并至。此種見證下文指出即發爲消渴病。趙本刻作『摶』。又，《説文·手部》：『摶……一曰至也。』

③ 丸：鄧本原作『九』，形近致誤。據吴本、俞本、趙本改。

④ 方見痰飲中：鄧本脱文。據吴本補。

⑤ 則：吴本作『即』。

淋家不可發汗，發汗則必便血。

小便不利者，有水氣，其人若渴，栝蔞瞿麥丸主之①。

栝蔞瞿麥丸方

栝蔞根貳兩　茯苓　薯蕷各叁兩　附子乙枚，炮　瞿麥乙兩

右五味，末之，煉蜜和②丸梧子大。飲服三丸，日三服；不知，增至七八丸。以小便利、腹中溫爲知。

小便不利，蒲灰散主之，滑石白魚散、茯苓戎鹽湯並主之。

蒲灰散方

蒲灰七分　滑石叁分

右二味，杵爲散。飲服方寸匕，日三服。

滑石白魚散方

滑石弍分　亂髮弍分，燒　白魚弍分

右三味，杵爲散。飲服半錢匕，日三服。

---

① 之：鄧本原作「人」，形近致誤。據北大藏鄧本句讀者硃筆描寫、吳本、俞本、趙本、醫統徐鎔本改。

② 和：鄧本脫文。據全書體例、吳本補。

茯苓戎鹽湯方

茯苓半斤　白朮弍兩　戎鹽彈丸大乙枚

右三味，㕮咀，以水七升，煮取三升，去滓。分溫三服①。

渴欲飲水，口乾舌燥者，白虎加人參湯主之。方見中暍中。

脉浮發熱，渴欲飲水，小便不利者，猪苓湯主之。

猪苓湯方

猪苓去皮　茯苓　阿膠　滑石　澤瀉各乙兩

右五味，以水四升，先煮四味，取二升，去滓；内膠，烊消。溫服七合，日三服。

水氣病脉證并治第十四

論七首　脉證五條　方八②首

師曰：病有風水，有皮水，有正水，有石水，有黄汗。風水，其脉自浮，外證骨節疼痛，

① 㕮咀……三服：鄧本脱文。據吴本補。

② 八：醫統徐鎔本作『九』。

惡風[①]。皮水，其脉亦浮，外證胕腫，按之没指，不惡風，其腹如鼓，不渴，當發其汗。正水，其脉沉遲，外證自喘。石水，其脉自沉，外證腹滿，不喘。黄汗，其脉沉遲，身[②]發熱，胸滿，四肢頭面腫，久不愈，必致癰膿。

脉浮而洪，浮則爲風，洪則爲氣，風氣相摶[③]，風强則爲隱疹，身體爲痒，痒爲泄風，久爲痂癩；氣强則爲水，難以俛仰。風氣相擊，身體洪腫，汗出乃愈。惡風則虚，此爲風水；不惡風者，小便通利，上焦有寒，其口多涎，此爲黄汗。

寸口脉沉滑者，中有水氣，面目腫大有熱，名曰風水。視人之目裹[④]上微擁，如蠶新卧起狀，其頸脉動，時時欬，按其手足上，陷而不起者，風水。

太陽病，脉浮而緊，法當骨節疼痛，反不疼，身體反重而酸，其人不渴，汗出即愈，此爲風水。惡寒者，此爲極虚發汗得之；渴而不惡寒者，此爲皮水。身腫而冷，狀如周痹，胸中窒，不能食，反聚痛，暮躁不得眠，此爲黄汗。痛在骨節，欬而喘，不渴者，此爲脾脹，其狀如腫，發汗即愈。然諸病此者，渴而下利，小便數者，皆不可發汗。

---

① 惡風：吴本作『其人惡風』。
② 身：吴本作『身體』。
③ 摶：此處指人體内風邪與水氣兩種病邪交爭激蕩，傷及正氣。此種病機下文列舉兩種可能病證：風邪强則發爲隱疹，水氣强則發爲水病。趙本刻作『搏』。
④ 裹：古同『裹』。趙本作『裹』。

裏水者，一身面目黄①腫，其脉沉，小便不利，故令病水；假如小便自利，此亡津液，故令渴也，越婢加朮湯主之。方見下。

趺陽脉當伏，今反緊，本自有寒，疝瘕腹中痛，醫反下之，下之即胸滿短氣。

趺陽脉當伏，今反數，本自有熱，消穀，小便數，今反不利，此欲作水。

寸口脉浮而遲，浮脉則熱，遲脉則潛，熱潛相搏，名曰沉。趺陽脉浮而數，浮脉即②熱，數脉即止，熱止相搏，名曰伏。沉伏相搏，名曰水。沉則絡脉虚，伏則小便難，虚難相搏③，水走皮膚，即爲水矣。

寸口脉弦而緊，弦則衛氣不行，即④惡寒，水不沾流，走於腸間。

少陰脉緊而沉，緊則爲痛，沉則爲水，小便即難。脉得諸沉，當責有水，身體腫重。水病，脉出者，死。

夫水病人，目下有臥蠶，面目鮮澤，脉伏，其人消渴，病水腹大，小便不利。其脉沉絶者，

---

① 黄：吳本作「洪」。

② 即：吳本作「則」。

③ 搏：本段第一「搏」字，指人體熱邪與三焦痰瘀潛藏兩種病因相互交爭作用；此種病機下文命名曰「沉」。本段第二「搏」字，指人體熱邪與膀胱氣化止歇兩種病因相互交爭作用；此種病機下文命名曰「伏」。本段第三「搏」字，指上文「沉」與「伏」兩種病機相互作用、交爭激迫；此種病證下文命名曰「水」。本段第四「搏」字，指因病機「沉」導致的「絡脉虚」與因病機「伏」導致的「小便難」，兩種證候同時并至；此種病證上文已命名曰「水」，下文就其證候，進一步闡述其致病機理，絡脉空虛，小便不利，故水聚皮下膚內，出現水腫病證。本段上訓四字，趙本均刻作「搏」。又，《說文·手部》：「搏……一曰至也。」

④ 即：吳本上有「衛氣不行」四字，義勝。

有水，可下之。

問曰：病下利後，渴，飲水，小便不利，腹滿因腫者，何也？答曰：此法當病水，若小便自利，及汗出者，自當愈。

心水者，其身重而少氣不得臥，煩而躁，其人陰腫。

肝水者，其腹大，不能自轉側，脇下腹痛，時時津液微生，小便續通。

肺水者，其身腫，小便難，時時鴨溏。

脾水者，其腹大，四肢苦重，津液不生，但苦少氣，小便難。

腎水者，其腹大臍腫，腰痛不得溺，陰下濕如牛鼻上汗，其足逆冷，面反瘦。

師曰：諸有水者，腰以下腫，當利小便；腰以上腫，當發汗，乃愈。

師曰：寸口脉沉而遲，沉則爲水，遲則爲寒，寒水相搏①，趺陽脉伏，水穀不化，脾氣衰則鶩溏，胃氣衰則身腫。少陽脉卑，少陰脉細，男子則小便不利，婦人則經水不通。經爲血，血不利則爲水，名曰血分。

問曰：病者苦水，面目、身體、四肢皆腫，小便不利。師②脉之不言水，反言胸中痛，氣上衝咽，狀如炙肉，當微欬喘。審如師言，其脉何類？師曰：寸口脉沉而緊，沉爲水，緊爲寒，

① 搏：此處指人體内寒邪與水邪兩種病邪交爭激盪，傷及正氣。此種病機結合下文『趺陽脉伏』，列舉兩種轉歸：如脾氣衰則鶩溏，如胃氣衰則身腫。趙本刻作『摶』。

② 師：鄧本脱文。據上下文義，吳本補。

沉緊相搏[①]，結在關元。始時當微，年盛不覺；陽衰之後，榮衛相干，陽損陰盛，結寒微動，腎[②]氣上衝，喉咽塞噎，脇下急痛。醫以爲留飲，而大下之，氣擊不去，其病不除；後重吐之，胃家虛煩，咽燥欲飲水，小便不利，水穀不化，面目手足浮腫；又與葶藶丸下水，當時如小差，食飲過度，腫復如前，胸脇苦痛，象若奔豚，其水揚溢，則浮欬喘逆。當先攻擊衝氣，令止，乃治欬，欬止，其喘自差。先治新病，病當在後。

風水，脉浮身重，汗出惡風者，防己黃耆湯主之。腹痛[③]加芍藥。

防己黃耆湯方

防己乙兩　黃耆乙兩乙分　白朮叁分　甘草半兩，炙

右剉，每服五錢匕，生薑四片，棗一枚，水盞半，煎取八分，去滓。溫服，良久再服。

風水惡風，一身悉腫，脉浮不渴，續自汗出，無大熱，越婢湯主之。

越婢湯方

麻黃六兩　石膏半斤　生薑叁兩　大棗十五枚　甘草弍兩

① 搏：此處指指下沉脉與緊脉兩種脉象同時并至。此種脉象下文指出主水邪與寒邪并結在人體關元。又，《說文·手部》：「搏……一曰至也。」

② 腎：吳本作「緊」。

③ 腹痛：吳本作「腹痛者」，似更義長。

右五味，以水六升，先煮麻黃①，去上沫；内諸藥，煮取三升。分溫三服。惡風者，加附子一枚、炮②；風水，加朮四兩③《古今錄驗》。

皮水爲病，四肢腫，水氣在皮膚中，四肢聶聶動者，防己茯苓湯主之。

防己茯苓湯方

防己④叁兩　黃耆叁兩　桂枝叁兩　茯苓六兩　甘草貳兩

右五味，以水六升，煮取二升。分溫三服。

裏水，越婢加朮湯主之，甘草麻黃湯亦主之。

越婢加朮湯方：見上，於内加白朮四兩。又見腳氣中。

甘草麻黃湯方

甘草貳兩　麻黃四兩

右二味，以水五升，先煮麻黃，去上沫；内甘草，煮取三⑤升。溫服一升，重覆汗出；不汗，再服。愼風寒。

---

① 麻黃：吳本下有『再沸』二字，義勝。下三方有麻黃者，方後注均與此同。
② 炮：鄧本原作小字注。據吳本改作大字。
③ 風水，加朮四兩：吳本作小字注文，且位於『《古今錄驗》云』之下。
④ 叁：吳本作『伍』。
⑤ 三：北大藏鄧本漫漶。據吳本、俞本、趙本、醫統徐鎔本補。

水之爲病，其脉沉小，屬少陰；浮者，爲風。無水虚脹者，爲氣水，發其汗即已。脉沉者，宜麻黄附子湯；浮者，宜杏子湯。

麻黄附子湯方

麻黄叁①兩　甘草弍兩　附子乙枚，炮

右三味，以水七升，先煮麻黄，去上沫；内諸藥，煮取二升半。溫服八分，日三服。

杏子湯方：未見。恐是麻黄杏仁甘草石膏湯。

厥而皮水者，**蒲灰散**主之。方見消渴中。

問②曰：黄汗之爲病，身體腫一作重，發熱汗出而渴，狀如風水，汗沾衣，色正黄如蘗汁，脉自沉。何從得之？師曰：以汗出入水中浴，水從汗孔入得之，宜耆芍桂酒湯主之③。

黄耆芍藥桂枝苦酒湯方

黄耆五兩　芍藥叁④兩　桂枝叁兩

右三味，以苦酒一升，水七升，相和，煮取三升。溫服一升。當心煩，服至六七日乃解；

---

① 叁：吴本作『弍』。
② 問：吴本作『師』。又，下文『何從得之』上有『問曰』二字。
③ 宜耆芍桂酒湯主之：吴本作『黄汗，黄耆芍藥桂枝苦酒湯主之』。
④ 叁：吴本作『弍』。

若心煩不止者，以苦酒阻故也。一方用美酒醯①代苦酒。

黃汗之病，兩脛自冷；假令發熱，此屬歷節；食已汗出，又身常暮臥②盗汗出者，此勞氣也。若汗出已，反發熱者，久久其身必甲錯；發熱不止者，必生惡瘡。若身重，汗出已輒輕者，久久必身瞤，瞤即胸中痛，又從腰以上必汗出，下無汗，腰髖弛痛，如有物在皮中狀；劇者，不能食，身疼重，煩躁③，小便不利。此爲黃汗，桂枝加黃耆④湯主之。

桂枝加黃耆湯方

桂枝　芍藥各三兩　甘草貳兩　生薑三兩　大棗十二枚　黃耆貳兩

右六味，以水八升，煮取三升。溫服一升，須臾飲熱稀粥一升餘，以助藥力，溫服取微汗；若不汗，更服。

師曰：寸口脉遲而濇，遲則爲寒，濇爲血不足；趺陽脉微而遲，微則爲氣，遲則爲寒。寒氣不足，則手足逆冷；手足逆冷，則榮衛不利；榮衛不利，則腹滿脇鳴相逐，氣轉膀胱。榮衛俱勞，陽氣不通即身冷，陰氣不通即骨疼；陽前通則惡寒，陰前通則痹不仁。陰陽相得，其氣乃行，大氣一轉，其氣乃散，實則失氣，虚則遺尿，名曰氣分。

---

① 美酒醯：吳本作『美清醯』，且此句作大字正文。
② 臥：鄧本脫文。據吳本、醫統徐鎔本補。
③ 躁：鄧本原作『燥』，形近致誤。據吳本、醫統徐鎔本改。
④ 耆：吳本下有『五兩』二字。

氣分，心下堅，大如盤，邊如旋杯，水飲所作，桂枝去芍加麻辛附子湯主之。

桂枝去芍藥加麻黄細辛附子湯方

桂枝　生薑各[1]叁兩　甘草二兩　大棗十二枚　麻黄　細辛各二兩　附子乙枚，炮

右七味，以水七升，煮麻黄[2]，去上沫；内諸藥，煮取二升。分溫三服。當汗出如蟲行皮中，即愈。

心下堅，大如盤，邊如旋盤，水飲所作，枳朮[3]湯主之。

枳朮湯方

枳實七枚　白朮二兩

右二味，以水五升，煮取三升。分溫三服。腹中耎，即當散[4]也。

附方：

《外臺》**防己黄耆湯**：治風水。脉浮爲在表，其人或頭汗出，表無他病；病者但下重，從[5]腰

①各：鄧本脱文。據吴本補。
②煮麻黄：吴本作『先煮麻黄，再沸』，義勝。
③朮：鄧本原作『木』，形近致誤。據吴本、俞本、趙本、醫統徐鎔本改。下方名同。
④散：北大藏鄧本漫漶。據吴本、趙本、醫統徐鎔本補。
⑤從：鄧本上有『故知』二字。

以上爲和，腰以下當腫及陰，難以屈伸。方見風濕中①。

黃疸病脈證并治第十五

論二首　脈證十四條　方七首

寸口脈浮而緩，浮則爲風，緩則爲痹。痹非中風，四肢苦煩，脾色必黃，瘀熱以行。

趺陽脈緊而數，數則爲熱，熱則消穀；緊則爲寒，食即爲滿。尺脈浮爲傷腎，趺陽脈緊爲傷脾。風寒相搏②，食穀即眩，穀氣不消，胃中苦濁，濁氣下流，小③便不通，陰被其寒，熱流膀胱，身體盡黃，名曰穀疸。額上黑，微汗出，手足中熱，薄暮即發，膀胱急，小便自利，名曰女勞疸；腹如水狀，不治。心中懊憹而熱，不能食，時欲吐，名曰酒疸。

陽明病，脈遲者，食難用飽，飽則發煩，頭眩，小便必難，此欲作穀疸。雖下之，腹滿如故。所以然者，脈遲故也。

夫病酒黃疸，必小便不利。其候心中熱，足下熱，是其證也。

---

① 中：吳本下有『見《外臺》，出《深師》』小字注文。

② 搏：此處指人體内風邪與寒邪兩種病邪交爭肆虐，傷及腎脾。此種病機下文列舉導致食穀即眩等繫列證候。趙本刻作『搏』。

③ 小：鄧本原作『不』。據北大藏鄧本墨筆旁注、吳本、趙本、醫統徐鎔本改。

酒黄疸者，或無熱，靖言了了[1]，腹滿欲吐，鼻燥。其脉浮者，先吐之；沉弦者，先下之。

酒疸，心中熱，欲嘔者，吐之[2]愈。

酒疸下之，久久爲黑疸。目青面黑，心中如噉蒜虀狀，大便正黑，皮膚爪之不仁，其脉浮弱。雖黑，微黄，故知之。

師曰：病黄疸，發熱煩喘，胸滿口燥者，以病發時，火劫其汗，兩熱所得。然黄家所得，從濕得之，一身盡發熱而黄，肚熱。熱在裏，當下之。

脉沉，渴欲飲水，小便不利者，皆發黄。

腹滿，舌痿黄燥，不得睡，屬黄家。舌痿，疑作身痿。

黄[3]疸之病，當以十八日爲期，治之十日以上，瘥[4]；反極[5]，爲難治。

疸[6]而渴者，其疸難治；疸而不渴者，其疸可治。發於陰部，其人必嘔；發於[7]陽部，其人振寒而發熱也。

---

①靖言了了：鄧本原作『請言了』。據吳本改。吳本眉箋曰：『靖字誤，當做清。』趙本作『請言小』，醫統徐鎔本作『譫言小』。
②之：吳本下有『即』字。
③黄：吳本上有『師曰』二字。
④瘥：吳本作『爲差』，似更義長。
⑤極：吳本、醫統徐鎔本作『劇』，似更義長。
⑥疸：吳本上有『又曰』二字。
⑦發於：鄧本脱文。據吳本補。

穀疸之爲病，寒熱不食，食即頭眩，心胸不安，久久發黄，爲穀疸，茵蔯蒿①湯主之。

茵蔯蒿湯方

茵蔯蒿六兩　梔子十四枚　大黄二②兩

右三味，以水一斗二升③，先煮茵蔯，減六升；内二味，煮取三升，去滓。分溫三服。小便當利，尿如皂角汁狀，色正赤，一宿腹減，黄從小便去也。

黄家，日晡所發熱，而反惡寒，此爲女勞得之；膀胱急，少腹滿，身盡黄，額上黑，足下熱。因作黑疸，其腹脹如水狀，大便必黑，時溏。此女勞之病，非水也；腹滿者，難治，消石礬石散主之。

消石礬石散方

消石　礬石燒。等分④

右二味，爲散。以大麥粥汁，和服方寸匕，日三服。病隨大小便去，小便正黄，大便正黑，是候也。

---

① 茵蔯蒿：北大藏鄧本漫漶。據吳本、醫統徐鎔本補。
② 二：吳本作「叁」。
③ 二升：鄧本脱文。據上下文義、吳本補。又，下文「減六升」，吳本作「減半」。
④ 等分：吳本作「各等分」。

酒黄疸，心中懊憹，或熱痛，梔子大黄湯①主之。

梔子大黄湯方

梔子十四枚　大黄乙兩　枳實五枚　豉乙升

右四味，以水六升，煮取二升。分溫三服。

諸②病黄家，但利其小便；假令脉浮，當以汗解之，宜**桂枝加黄耆湯**主之。方見水病中。

諸黄，猪膏髮煎主之。

猪膏髮煎方

猪膏半斤　亂髮如雞子大三枚

右二味，和膏中煎之，髮消藥成。分再服。病從小便出③。

黄疸病，茵蔯五苓散主之。一本云：茵蔯湯及五苓散並主之。

茵蔯五苓散方

茵蔯蒿末十④分　五苓散五分。方見痰飲中

---

① 梔子大黄湯：吳本作『梔子枳實豉大黄湯』。
② 諸：吳本上有『師曰』二字。
③ 出：吳本作『去』，似更義長。
④ 十：吳本作『伍』。

右二物，和。先食飲，服[①]方寸匕，日三服。

黄疸，腹滿，小便不利而赤，自汗[②]出，此爲表和裏實，當下之，宜大黄消石湯。

大黄消石湯方

大黄　黄蘗　消石各四兩　梔子十五枚

右四味，以水六升，煮取二升，去滓；内消，更煮取一升。頓服。

黄疸病，小便色不變，欲自利，腹滿而喘。不可除熱，熱除必噦，噦者，**小半夏湯**主之。方見消渴中。

諸黄，腹痛而嘔者，宜**柴胡湯**。必小柴胡湯，方見嘔吐中。

男子黄，小便自利，當與虚勞**小建中湯**。方見虚勞中。

附方：

瓜蔕湯：治諸黄。方見暍病中[③]。

《千金》**麻黄醇酒湯**：治黄疸。

---

① 服：鄧本脱文。據吴本補。

② 汗：鄧本原作『汁』，形近致誤。據吴本、俞本、趙本、醫統徐鎔本改。

③ 病：北大藏鄧本漫漶。據吴本、俞本、趙本、醫統徐鎔本補。又，吴本『中』字下有『出《删繁》』小字注文。

麻黄三兩

右一味，以美清酒五升，煮取二升半。頓服盡。冬月用酒，春月用水煮之。

驚悸吐衄①下血胸滿瘀血病脉證并②治第十六

脉證十二條　方五首

寸口脉動而弱，動即爲驚，弱則爲悸。

師曰：尺脉浮，目睛暈黄，衄未止③；暈黄去，目睛慧了，知衄今止。

又曰：從春至夏衄④者，太陽；從秋至冬衄者，陽明。

衄家，不可汗⑤，汗出必額上陷脉緊急⑥，直視不能眴，不得眠。

病人面無色⑦，無寒熱，脉沉弦者，衄；浮弱、手按之絶者，下血；煩欬者，必吐血。

①吐衄：吴本作『衄吐』，核以下文，義勝。
②并：鄧本脱文。據本書體例、吴本標題補。
③衄未止：吴本作『衄必未止』，似更義長。
④衄：吴本上有『發』字。
⑤汗：吴本、《傷寒·卷三·第六》作『發汗』，當從。
⑥陷脉緊急：吴本作『促急緊』，《傷寒·卷三·第六》作『陷脉急緊』。
⑦無色：吴本眉箋曰：『色字上落一血字。』醫統徐鎔本作『無血色』。

夫吐血，欬逆上氣，其脉數而有熱，不得臥者，死。

夫酒客欬者，必致吐血，此因極飲過度①所致也。

寸口脉弦而大，弦則爲減，大則爲芤；減則爲寒，芤則爲虚；寒虚相擊②，此名曰革。婦人則半産漏下，男子則亡血。

亡血，不可發其表，汗出即寒慄而振。

病人胸滿脣痿，舌青口燥，但欲嗽水、不欲嚥，無寒熱，脉微大來遲，腹不滿，其人言我滿，爲有瘀血。

病者如熱狀，煩滿，口乾燥而渴，其脉反無熱，此爲陰狀③，是瘀血也，當下之。

火邪者，桂枝去芍藥加蜀漆牡蠣龍骨救逆湯主之。

桂枝救逆湯方

桂枝三兩，去皮　甘草二兩，炙　生薑三兩　牡蠣五兩，熬　龍骨四兩　大棗十二枚　蜀漆三兩，洗、去腥

---

① 度：北大藏鄧本漫漶。據吳本、俞本、趙本、醫統徐鎔本補。

② 擊：本書《卷上·第六》、《卷下·第二十二》、吳本作「搏」。又，本書《卷上·第六》、《傷寒·卷一·第二》「亡血」下有「失精」二字，當從。

③ 狀：醫統徐鎔本作「伏」，似更義長。

右爲末，以水一斗二升①，先煮蜀漆，減二升；内諸藥，煮取三升，去滓。溫服一升②。

心下悸者，半夏麻黄丸主之。

半夏麻黄丸方

半夏　麻黄等分

右二味，末之，煉蜜和丸小豆大。飲服三丸，日三服。

吐血不止者，栢葉湯主之。

栢葉湯方

栢葉　乾薑各三兩　艾三把

右三味，以水五升，取馬通汁一升，合煮，取一升。分溫再服。

下血，先便後血，此遠血也③，黄土湯主之。

黄土湯方：亦主吐血、衄血。

甘草　乾地黄　白朮　附子炮、去皮、破八片②　阿膠　黄芩各三兩　竈中黄土半斤

---

① 一斗二升：吳本作『八升』。

② 升：吳本、《傷寒·卷三·第六》下有『本云桂枝湯，今去芍藥，加蜀漆牡蠣龍骨』一段文字，《玉函·卷七·桂枝去芍藥加蜀漆龍骨牡蠣救逆湯方第十》亦有大致相同文句。

③ 先便後血，此遠血也：吳本作『先見血後見便，此近血也；先見便後見血，此遠血也。遠血』。

② 去皮破八片：鄧本脫文。據吳本補。諸本均無用量，據原書附子用藥慣例，似當補『一枚』。

右七味，以水八升，煮取三升。分溫二服。

下血，先血後便，此近血也①，赤小豆當歸散主之。方見狐惑中②。

心氣不足，吐血衄血，瀉心湯主之。

瀉心湯方：亦治霍亂。

大黄二兩　黄連　黄芩各乙兩

右三味，以水三升，煮取一升。頓服之③。

嘔吐噦下利病脉證并④治第十七

論一首　脉證二十七條　方二十三首

夫嘔家有癰膿⑤，不可治嘔，膿盡自愈。

先嘔却渴者，此爲欲解；先渴却嘔者，爲水停心下，此屬飲家。嘔家本渴，今反不渴者，

① 下血……血也：吴本作『近血』。
② 中：吴本下有『附方』大字正文，另起行。
③ 之：吴本下有『《傷寒論》以麻沸湯漬服之。見《千金》』小字注文。
④ 并：鄧本脱文。據本書體例、吴本標題補。
⑤ 膿：吴本下有『者』字。

以心下有支飲故也，此屬支飲。

問曰：病人脉數，數爲熱，當消穀引食，而反吐者，何也？師曰：以發其汗，令陽微，膈氣虛，脉乃數，數爲客熱，不能消穀，胃中虛冷故也[①]。脉弦者，虛也，胃氣無餘，朝食暮吐，變爲胃反；寒在於上，醫反下之，今脉反弦，故名曰虛。

寸口脉微而數，微則無氣，無氣則榮虛，榮虛則血不足，血不足則胸中冷。

趺陽脉浮而濇，浮則爲虛，濇則傷脾。脾傷則不磨，朝食暮吐，暮食朝吐，宿穀不化，名曰胃反。脉緊而濇，其病難治。

病人欲吐者，不可下之。

噦而腹滿，視其前後，知何部不利，利之即愈。

嘔而胸滿者，茱萸湯主之。

茱萸湯方

吳茱萸乙升　人參三兩　生薑六兩　大棗十二枚

右四味，以水五升，煮取三升。溫服七合，日三服。

乾嘔，吐涎沫，頭痛者，**茱萸湯**主之。方見上。

---

① 故也：吳本作『故吐也』，義勝。

嘔而腸鳴，心下痞者，半夏瀉心湯主之。

半夏瀉心湯方

半夏半升，洗　黃芩①　乾薑　人參各三②兩　黃連乙兩　大棗十二枚　甘草三兩③，炙

右七味，以水一斗，煮取六升；去滓，再煮④，取三升。溫服一升，日三服。

乾嘔而利者，黃芩加半夏生⑤薑湯主之。

黃芩加半夏生薑湯方

黃芩三兩　甘草二兩，炙　芍藥二兩　半夏半升　生薑三兩⑥　大棗二十枚⑦

右六味，以水一斗，煮取三升，去滓。溫服一升⑧，日再夜一服。

諸嘔吐，穀不得下者，小半夏湯主之。方見痰飲中。

嘔吐，而病在膈上，後思水者，解，急與之。思水者，猪苓散主之。

---

① 芩：鄧本原作『苓』，形近致誤。據吳本、俞本、趙本、醫統徐鎔本改。

② 三：吳本作『弎』。

③ 三兩：吳本無，且甘草位於黃芩、乾薑之間。則吳本甘草作『弎兩』。

④ 煮：吳本作『煎』。

⑤ 生：鄧本原作『主』，形近致誤。據鄧本下文方名、吳本、趙本、醫統徐鎔本改。

⑥ 三兩：吳本作『壹兩半，切』。

⑦ 二十枚：吳本作『拾弍枚，擘』。

⑧ 溫服一升：吳本作『分溫三服』。

猪苓散方

猪苓　茯苓　白朮各等分

右三味，杵爲散。飲服方寸匕，日三服。

嘔而脉弱，小便復利，身有微熱，見厥者，難治，四逆湯主之。

四逆湯方

附子乙枚，生用　乾薑乙兩半　甘草二兩，炙

右三味，以水三升，煮取一升二合，去滓。分溫再服。強人可大附子一枚、乾薑三兩。

嘔而發熱者，小柴胡湯主之。

小柴胡湯方

柴胡半斤　黄芩三兩　人參三兩　甘草三兩　半夏半升①　生薑三兩　大棗十二枚②

右七味，以水一斗二升，煮取六升；去滓，再煎，取三升。溫服一升，日三服。

胃反，嘔吐者，大半夏湯主之。《千金》云：治胃反，不受食，食入③即吐。《外臺》云：治嘔，心下痞鞕者。

---

① 升：鄧本原作『斤』，形近致誤。據原書半夏用量單位慣例、吳本、醫統徐鎔本改。

② 柴胡……十二枚：吳本作『柴胡捌兩，人參、黄芩、甘草炙、生薑切，各弍兩，半夏半升、洗，大棗拾弍枚、擘』。

③ 食入：吳本作『食入口』。

大半夏湯方①

半夏二②升，洗完用　人參三兩　白蜜乙升

右三味，以水③一斗二升和蜜，揚之二百四十遍，煮藥，取二升半④。溫服一升，餘分，再服。

食已即吐者，大黃甘草湯主之。《外臺》方，又治吐水。

大黃甘草湯方

大黃四兩　甘草乙兩

右二味，以水三升，煮取一升。分溫再服。

胃反，吐而渴，欲飲水者，茯苓澤瀉湯主之。

茯苓澤瀉湯方：《外臺》云：治消渴脉絕，胃反吐食。又⑤有小麥乙升。

茯苓半斤　澤瀉四兩　甘草二兩　桂枝二兩　白朮三兩　生薑四兩

右六味，以水一斗，煮取三升；內澤瀉，再煮，取二升半。溫服八合，日三服。

---

① 大半夏湯方：鄧本脫文。據全書體例、俞本、趙本、醫統徐鎔本補。
② 二：吳本作『叁』。
③ 水：吳本作『泉水』，似更義長。
④ 煮藥取二升半：鄧本原作『煮藥取升半』。據吳本、醫統徐鎔本補。俞本、趙本作『煮取二升半』。
⑤ 又：鄧本原作『之』，形近致誤。據吳本改。

吐後，渴欲得水，而貪飲者，文蛤湯主之。兼主微風，脉緊①頭痛。

文蛤湯方

文蛤五兩　麻黄　甘草　生薑各三兩　石膏五兩　杏仁五十枚　大棗十二枚

右七味，以水六升，煮取二升。温服一升，汗出愈。

乾嘔，吐逆，吐涎沫，半夏乾薑散主之。

半夏乾薑散方

半夏　乾薑各等分

右二味，杵爲散，取方寸匕，漿水一升半，煎取七合。頓服之。

病人胸中似喘不喘，似嘔不嘔，似噦不噦，徹心中憒憒然無奈者，生薑②半夏湯主之。

生薑半夏湯方③

半夏半升④　生薑汁乙升

右二味，以水三升，煮半夏，取二升，内生薑汁，煮取一升半。小冷，分四服，日三夜一

① 緊：鄧本原作「腎」，形近致誤。據吳本、醫統徐鎔本改。
② 生薑：吳本作「生薑汁」。
③ 生薑半夏湯方：鄧本脫文。據全書體例、俞本、趙本、醫統徐鎔本補。
④ 升：鄧本原作「斤」，形近致誤。據原書半夏用量單位慣例、吳本改。

服；止①，停後服。

乾嘔，噦，若手足厥②者，橘皮湯主之。

橘皮湯方

橘皮四兩　生薑半斤

右二味③，以水七升，煮取三升。溫服一升。下咽即愈。

噦逆者，橘皮竹茹湯主之。

橘皮竹茹湯方

橘皮二升　竹茹二④升　大棗三十枚⑤　生薑半斤　甘草五兩　人參乙兩

右六味，以水一斗，煮取三升。溫服一升，日三服。

夫六府氣絶於外者，手足寒，上氣，腳縮；五藏氣絶於内者，利不禁，下甚者，手足不仁。

下利，脉沉弦者，下重；脉大者，爲未止；脉微弱數者，爲欲自止，雖發熱，不死。

下利，手足厥冷，無脉者，灸之不溫，若脉不還，反微喘者，死。少陰負趺陽者，爲順也。

---

① 止：吳本作『若一服止』。
② 厥：吳本作『厥冷』，似更義長。
③ 味：吳本下有『切』字，義勝。
④ 二：吳本作『叁』。
⑤ 枚：鄧本原作『个』。據原書大棗用量單位慣例、吳本、俞本、趙本、醫統徐鎔本改。

下利，有微熱而渴，脉弱者，今自愈。

下利，脉數，有微熱，汗出，今自愈；設脉緊，爲未解。

下利，脉數而渴者，今自愈；設不差，必清膿血。以有熱故也。

下利，脉反弦，發熱身汗者，自愈。

下利，氣者，當利其小便。

下利，寸脉反浮數，尺中自濇者，必清膿血。

下利清穀，不可攻其表，汗出必脹滿。

下利，脉沉而遲，其人面少赤，身有微熱，下利清穀者，必鬱冒。汗出而解，病人必微熱①。所以然者，其面戴陽，下虛故也。

下利後，脉絶，手足厥冷，晬時脉還，手足溫者，生；脉不還者，死。

下利，腹脹滿，身體疼痛者，先溫其裏，乃攻其表。溫裏宜四逆湯，攻表宜桂枝湯。

四逆湯方：方見上。

桂枝湯方

桂枝三兩，去皮　芍藥三兩　甘草二兩，炙　生薑三兩　大棗十二枚

① 熱：吳本作『厥』，似更義長。

右五味，㕮咀，以水七升，微火煮取三升，去滓。適寒溫，服一升。服已須臾，啜稀粥一升①，以助藥力；溫覆令一時許，遍身漐漐微似有汗者益佳，不可令如水淋漓。若一服汗出，病差，停後服。

下利，三部脉皆平，按之心下堅者，急下之，宜大承氣湯。

下利，脉遲②而滑者，實也；利未欲止，急下之，宜大承氣湯。

下利，脉反滑者，當有所去，下乃愈，宜大承氣湯。

下利已差，至其年月日時復發者，以病不盡故也；當下之，宜大承氣湯。

大承氣湯方：見痓病中。

下利，譫語者，有燥屎③也，小承氣湯主之。

小承氣湯方

大黃四兩　厚朴二兩，炙　枳實大者三枚，炙

右三味，以水四升，煮取一升二合，去滓。分溫二服；得利，則止④。

下利，便膿血者，桃花湯主之。

---

① 升：吳本下有『餘』字，似更義長。
② 遲：北大藏鄧本漫漶。據該本句讀者硃筆描寫、吳本、俞本、趙本、醫統徐鎔本補。
③ 屎：吳本下有『故』字，義勝。
④ 得利，則止：鄧本原作小字。據本書服藥備注慣例、吳本、醫統徐鎔本改大字。吳本作『一服譫語止，若更衣者，停後服』。

桃花湯方

赤石脂乙斤，乙半剉、乙半篩末① 乾薑乙兩 粳米乙升

右三味，以水七升，煮米令熟，去滓；溫取②七合，内赤石脂末方寸匕。日三服③；若一服愈，餘勿服。

熱利，重下者，白頭翁湯主之。

白頭翁湯方

白頭翁二兩 黄連 黄蘗 秦皮各三兩

右四味，以水七升，煮取二升，去滓。溫服一升；不愈，更服④。

下利後更煩，按之心下濡者，爲虚煩也，梔子豉湯主之。

梔子豉湯方

梔子⑤十四枚 香豉四合，綿⑥裹

---

① 乙半剉、乙半篩末：吳本作『一半完用、一半末用』。
② 取：鄧本脱文。據吳本補。
③ 方寸匕。日三服：吳本作『一方寸匕，和服』。
④ 更服：吳本作『更服一升』，似更義長。
⑤ 梔子：吳本作『肥梔子』。
⑥ 綿：北大藏鄧本漫漶。據本書藥物炮製使用慣例、吳本、醫統徐鎔本補。

右二味，以水四升，先煮梔子，得二升半；内豉，煮取一升半[①]，去滓。分二服；溫進一服，得吐，則止[②]。

下利清穀，裏寒外熱，汗出而厥者，通脉四逆湯主之。

通脉四逆湯方

附子大者一枚，生用　乾薑三兩，強人可四兩　甘草二兩，炙

右三味，以水三升，煮取一升二合，去滓。分溫再服。其脉即出者，愈[③]。

下利，肺痛，紫參湯主之。

紫參湯方

紫參半斤　甘草三兩

右二味，以水五升，先煮紫參，取二升；内甘草，煮取一升半。分溫三服。疑非仲景方。

氣利，訶梨勒散主之。

---

① 煮取一升半：吳本作『更煮取一升』。
② 得吐，則止：吳本作『得快吐，止後服』。
③ 其脉即出者，愈：鄧本脫文。據吳本補。

訶梨勒散方

訶梨勒十枚，煨①

右一味，爲②散。粥飲和，頓服③。疑非仲景方。

附方：

《千金翼》小承氣湯：治大便不通，噦，數譫語。方見上。

《外臺》黃芩湯：治乾嘔，下利④。

黃芩　人參　乾薑各三兩　桂枝乙⑤兩　大棗十二枚　半夏半升

右六味，以水⑥七升，煮取三升。溫分三服。

---

① 煨：吳本作『以麪裹，煻灰火中煨之，令麪熟，去核』，似更義長。
② 爲：吳本上有『細』字，義勝。
③ 服：吳本下有『之』字。
④ 《外臺》……下利：吳本作『乾嘔，下利，黃芩湯主之。方』，且『方』字下有『《玉函》云：人參黃芩湯』小字注文。
⑤ 乙：吳本作『弍』。考《玉函·卷八·黃芩人參湯方（第）九十九》曰：『黃芩、人參、桂枝、乾薑各二兩，半夏半觔，大棗十二枚』。
⑥ 水：鄧本脱文。據吳本、俞本、趙本、醫統徐鎔本、《玉函·卷八·黃芩人參湯方（第）九十九》補。

瘡癰腸癰浸淫病脉證并治第十八

論一首　脉證三條　方五[①]首

諸浮數脉，應當發熱，而反洒淅惡寒，若有痛處，當發其癰。

師曰：諸癰腫，欲知有膿、無[②]膿，以手掩腫上，熱者爲有膿，不熱者爲無膿。

腸癰之爲病，其身甲錯，腹皮急，按之濡，如腫狀，腹無積聚，身無熱，脉數。此爲腹[③]内有癰膿，薏苡附子敗醬散主之。

薏苡附子敗醬散方

薏苡仁十分　附子二分　敗醬五分

右三味，杵爲末，取方寸匕，以水二升，煎減半。頓服。小便當下[④]。

腸[⑤]癰者，少腹腫痞，按之即痛，如淋，小便自調，時時發熱，自汗出，復惡寒，其脉遲緊者，膿未成，可下之，當有血；脉洪數者，膿已成，不可下也，大黄牡丹湯主之。

---

① 五：醫統徐鎔本作「六」。
② 無：吳本上有「與」字，義勝。
③ 腹：鄧本原刻似作「膿」，難以辨識。今據北大藏鄧本句讀者墨筆描誤、趙本改。吳本、醫統徐鎔本作「腸」。
④ 小便當下：鄧本原作小字。據本書服藥備注慣例、吳本、醫統徐鎔本改爲大字。
⑤ 腸：北大藏鄧本漫漶。據吳本、俞本、趙本、醫統徐鎔本補。

大黃牡丹湯方

大黃四兩　牡丹乙兩　桃仁五十个　瓜子半升　芒硝三合

右五味，以水六升，煮取一升，去滓；內芒硝，再煎，沸①。頓服之。有膿當下；如無膿，當下血。

問曰：寸口脉浮微而澁，然②當亡血，若汗出。設不汗者，云何？答曰：若身有瘡，被刀斧③所傷，亡血故也。

病金瘡，王不留行散主之。

王不留行散方④

王不留行十分，八月八日採　蒴藋細葉十分，七月七日採　桑東南根白⑤皮十分，三月三日採　甘草十八分

川椒三分，除目及閉口者，汗　黃芩二分　乾薑二分　芍藥二分　厚朴二分

右九味，桑根皮以上三味，燒灰存性，勿令灰⑥過；各別杵篩，合治之，爲散。服方寸匕，

---

① 沸：吳本作『一沸』，似更義長。
② 然：吳本、醫統徐鎔本作『法』，義勝。
③ 斧：吳本作『器』。
④ 王不留行散方：鄧本脫文。據本書體例、俞本、醫統徐鎔本補。俞本脫『方』字。
⑤ 白：吳本上有『如指大』三字。
⑥ 灰：北大藏鄧本漫漶。據吳本、俞本、趙本、醫統徐鎔本補。

小瘡則粉之，大瘡[①]但服之，産後亦可服。如風寒，桑東根勿取之。前三物皆陰乾百日。

排膿散方

枳實十六枚　芍藥六分　桔梗二分

右三味，杵爲散，取雞子黄一枚，以藥散與雞黄相等，揉和令相得。飲和服之，日一服。

排膿湯方

甘草二兩　桔梗三兩　生薑乙兩　大棗十枚

右四味，以水三升，煮取一升。温服五合，日再服。

浸淫瘡，從口流向四肢者，可治；從四肢流來入口者，不可治。

浸淫瘡，**黄連粉**主之。方未見。

① 大瘡：北大藏鄧本漫漶。據吴本、俞本、趙本、醫統徐鎔本補。又，大：吴本作『中大』，似更義長。

趺蹷手指臂腫①轉筋陰狐疝蚘蟲病脉證并②治第十九

論一首　脉證一③條　方四④首

師曰：病⑤趺蹷，其人但能前，不能却。刺腨，入二寸，此太陽經傷也。

病人常以手指臂腫⑥動，此人身體瞤瞤者，藜蘆甘草湯主之。

藜蘆甘草湯方：未見。

轉筋之爲病，其人臂腳直，脉上下行、微弦，轉筋入腹者，雞屎白散主之。

雞屎白散方

雞屎白

右一味，爲散。取方寸匕，以水六合和，溫服。

陰狐疝氣者，偏有小大，時時上下，蜘蛛散主之。

---

① 腫：吳本作『脛』。
② 并：鄧本脱文。據本書體例、吳本標題補。
③ 一：吳本作『二』。
④ 四：醫統徐鎔本作『五』。
⑤ 病：吳本作『病者』。
⑥ 腫：吳本作『脛』。

蜘蛛散方①

蜘蛛十四枚，熬焦　桂枝半兩

右二味，爲散。取八分一匕，飲和服，日再服；蜜丸亦可。

問曰：病腹痛有蟲，其脉何以別之？師曰：腹中痛，其脉當沉、若弦，反洪大，故有蚘蟲。

蚘蟲之爲病，令人吐涎，心痛發作有時，毒藥不止，甘草粉蜜湯主之。

甘草粉蜜湯方

甘草二兩　粉乙兩重②　蜜四兩

右三味，以水三升，先煮甘草取二升，去滓；内粉、蜜，攪令和，煎如薄粥。溫服一升；差，即止。

蚘厥者，當③吐蚘；令病者靜，而復時煩④。此爲藏寒，蚘上入膈⑤，故煩，須臾復止；得食而嘔，又煩者，蚘聞食臭出，其人常自吐蚘。

蚘厥者，烏梅丸主之。

① 蜘蛛散方：鄧本脱文。據全書體例、趙本、醫統徐鎔本補。
② 重：吳本、趙本無，當從。
③ 當：吳本、《傷寒·卷六·第十二》上有「其人」二字，義勝。
④ 煩：吳本、《傷寒·卷六·第十二》下有「者」字。
⑤ 膈：吳本、《傷寒·卷六·第十二》上有「其」字。

烏梅丸方①

烏梅三百个　細辛六兩　乾薑十兩　黄連乙斤　當歸四兩　附子六兩②，炮　川椒四兩，去汗　桂枝六兩　人参　黄蘗各六兩

右十味，異擣篩，合治之；以苦酒漬烏梅一宿，去核，蒸之五升③米下，飯熟，擣成泥；和藥令相得，内臼中，與蜜，杵二④千下，丸如梧子⑤大。先食飲服十丸，日⑥三服，稍加至二十丸。禁生、冷、滑、臭等食⑦。

新編金匱方論卷中

---

①方：吳本、《傷寒·卷六·第十二》下有「又主久痢」。吳本爲小字注文，《傷寒論》爲大字正文。
②兩：吳本作「枚」。
③升：吳本、《傷寒·卷六·第十二》作「斗」。
④二：吳本作「三」。
⑤梧子：吳本、《傷寒·卷六·第十二》作「梧桐子」。
⑥日：鄧本脱文。據吳本、醫統徐鎔本、《傷寒·卷六·第十二》補。
⑦滑、臭等食：《傷寒·卷六·第十二》作「滑物、臭食等」。

新編金匱方論卷下

尚書司封郎中充秘閣校理臣林億等詮次

晉　王叔和　集

漢　張仲景　述

婦人妊娠病脉證并治第二十①

脉②證三條　方八③首

師曰：婦人④得平脉，陰脉小弱，其人渴，不能食，無寒熱，名妊娠⑤，桂枝湯主之。方見。利中。於法六十日，當有此證⑥。設有醫治逆者，却一月加；吐下者，則絶之。

婦人宿有癥病，經斷未及三月，而得漏下不止，胎動在臍上者，爲癥痼害⑦。妊娠六月動

① 二十：吳本作「二十一」，本篇及以下二篇内容位於「雜療方」之後，屬本書卷下。
② 脉：鄧本脱文。據本書體例、俞本補。
③ 八：醫統徐鎔本作「九」。
④ 婦人：吳本作「脉婦人」，似更義長。
⑤ 妊娠：吳本作「爲軀」。參見本書下文《第二十二・溫經湯》方後注「受胎」之校注。
⑥ 此證：吳本作「娠」。
⑦ 婦人……痼害：此句吳本作「婦人妊娠，經斷三月，而得漏下，下血四十日不止，胎欲動，在於臍上，此爲妊娠」。

者，前三月經水利時，胎①；下血者，後斷三月，衃也。所以血不止者，其癥不去故也，當下其癥，桂枝茯苓丸主之。

桂枝茯苓丸方

桂枝　茯苓　牡丹去心　桃仁去皮尖、熬　芍藥各等分

右五味，末之，煉蜜和丸，如兔屎大。每日食前服一丸；不知，加至三丸。

婦人懷娠六七月，脉弦發熱，其胎愈脹，腹痛惡寒者，少腹如扇。所以然者，子藏開故也，當以**附子湯**溫其藏。方未見。

師曰：婦人有漏下者，有半產後、因續下血都不絕者，有妊娠下血者，假令妊娠腹中痛，爲胞阻，膠艾湯主之。

芎歸膠艾湯方：一方加乾薑乙兩。《胡洽》：治婦人胞動，無乾薑。

芎藭　阿膠　甘草各二兩　艾葉　當歸各三兩　芍藥　乾地黃各四兩②

右七味，以水五升，清酒三升，合，煮取三升，去滓；內膠，令③消盡。溫服一升，日三服；不差，更作。

---

① 胎：吳本、醫統徐鎔本作『胎也』，義勝。
② 芍藥、乾地黃各四兩：鄧本原作『芍藥四兩，乾地黃』。據吳本倒乙、補『各』字。
③ 令：北大藏鄧本漫漶。據吳本、俞本、趙本、醫統徐鎔本補。

婦人懷娠，腹中㽲痛，當歸芍藥散主之。

當歸芍藥散方

當歸三兩① 芍藥乙斤 茯苓四兩 白朮四兩 澤瀉半斤 芎藭半斤。一作三兩

右六味，杵爲散。取方寸匕，酒和，日三服。

妊娠②，嘔吐不止，乾薑人參半夏丸主之。

乾薑人參半夏丸方

乾薑 人參各乙兩 半夏二兩③

右三味，末之，以生薑汁糊爲丸，如梧子大。飲服十丸，日三服。

妊娠，小便難，飲食如故，歸母苦參丸主之。

當歸貝母苦參丸方：男子加滑石半兩。

當歸 貝母 苦參各四兩

右三味，末之，煉蜜丸如小豆大。飲服三丸，加至十丸。

妊娠，有水氣，身重，小便不利，洒淅惡寒，起即頭眩，葵子茯苓散主之。

---

① 三兩：吳本作『肆兩』。

② 妊娠：吳本作『婦人妊娠』，似更義長。下兩條『妊娠』起首者同。

③ 二兩：吳本作『半兩，洗』。

葵子茯苓散方

葵子乙斤　茯苓三兩

右二味，杵爲散。飲服方寸匕，日三服。小便利則愈。

婦人妊娠，宜常服當歸散主之。

當歸散方

當歸　黄芩　芍藥　芎藭各乙斤　白朮半斤

右五味，杵爲散。酒飲服方寸匕，日再服。妊娠常服即易産，胎無苦疾，産後百病悉主之。

附方①**：**

妊娠養胎，白朮散主之。

白朮散方：見《外臺》。

白朮　芎藭各肆分②　蜀椒三分，汗　牡蠣弍分，熬③

右四味，杵爲散。酒服一錢匕，日三服，夜一服。但苦痛，加芍藥；心下毒痛，倍加芎

①　附方：鄧本脱文。從下文可知『白朮散』引自《外臺》，故據全書體例、吴本補。
②　各肆分：鄧本脱文。據吴本補。
③　弍分熬：鄧本脱文。據吴本補。

藭；心煩吐痛，不能食飲，加細辛一兩、半夏大者①二十枚服之，後更以醋漿水服之。若嘔，以醋漿水服之；復不解者，小麥汁服之；已後渴者，大麥粥服之。病雖愈，服之勿置②。

婦人傷胎③，懷身腹滿，不得小④便，從腰以下重，如有水氣狀。懷身七月，太陰當養不養，此心氣實，當刺瀉勞宮及關元，小便微利則愈。見《玉函》。

婦人產後病脉證并⑤治第二十一⑥

論一首 脉⑦證六條 方七⑧首

問曰：新產婦人有三病，一者病痓，二者病鬱冒，三者大便難，何謂也？師曰：新產血虛，多汗出，喜中風，故令病痓；亡血復汗，寒多，故令鬱冒；亡津液，胃燥，故大便難。

---

① 大者：吳本作『錢大』。
② 服之：吳本作『盡服之』。『勿置』下有『見《外臺》，出《古今錄驗》』小字注文。
③ 傷胎：吳本、《玉函·卷六·第二十六》作『傷寒』，義勝。
④ 小：《玉函·卷六·第二十六》作『大』。
⑤ 并：鄧本脱文。據本書體例、吳本標題補。
⑥ 二十一：吳本作『二十二』。
⑦ 脉：鄧本脱文。據本書體例、俞本補。
⑧ 七：醫統徐鎔本作『八』。

産婦鬱冒，其脉微弱，嘔不能食①，大便反堅，但頭汗出。所以然者，血虚而厥，厥而必冒，冒家欲解，必大汗出，以血虚下厥，孤陽上出，故頭汗出②。所以産婦喜汗出者，亡陰血虚，陽氣獨盛，故當汗出，陰陽乃復。大便堅，嘔不能食，**小柴胡湯**主之。方見嘔吐中。

病解能食，七八日更發熱者，此爲胃實③，**大承氣湯**主之。方見痓中。

産後④，腹中㽲痛，當歸生薑羊肉湯主之。并治腹中寒疝，虚勞不足。

當歸生薑羊肉湯方：見寒疝中。

産後腹痛，煩滿不得臥，枳實芍藥散主之。

枳實⑤芍藥散方

枳實燒令黑、勿太過　芍藥等分

右二味，杵爲散。服方寸匕，日三服；并主癰膿，以麥粥⑥下之。

師曰：産婦腹痛，法當以枳實芍藥散。假令不愈者，此爲腹中有乾血著臍下，宜下瘀血湯

---

① 嘔不能食：鄧本原作『不能食』。據本條下文、醫統徐鎔本補。
② 故頭汗出：吳本作『故但頭汗出』，與本條上文呼應，似更義長。
③ 胃實：吳本作『胃熱氣實』。
④ 産後：吳本作『婦人産後』，似更義長。下四條『産後』起首者同。
⑤ 枳實：北大藏鄧本漫漶。據俞本、趙本、醫統徐鎔本補。
⑥ 麥粥：吳本作『麥屑粥』，似更義長。

主之。亦主經水不利。

下瘀血湯方

大黄二兩　桃仁二十枚①　䗪蟲二十枚，熬，去足

右三味，末之，煉蜜，和爲四丸。以酒一升，煎一丸，取八合。頓服之。新血下如豚肝。

産後七八日，無太陽證，少腹堅痛，此惡露不盡。不大便，煩躁發熱，切脉微實，再倍發熱②，日晡時煩躁者不食，食則讝語，至夜③即愈，宜**大承氣湯**主之。熱在裏，結在膀胱也。方見痓病中。

産後風④，續之數十日不解，頭微痛，惡寒，時時有熱，心下悶⑤，乾嘔，汗出。雖久，陽旦證續在耳，可與**陽旦湯**。即桂枝湯，方見下利中。

産後中風，發熱，面正赤，喘而頭痛，竹葉湯主之。

竹葉湯方

竹葉乙把　葛根三兩　防風乙兩　桔梗　桂枝　人參　甘草各乙兩

---

① 二十枚：吳本作『叁拾枚，去皮尖』。
② 不大便……發熱：吳本作『不大便四五日，趺陽脉微實再倍，其人發熱』。
③ 至夜：吳本作『利之』。
④ 産後風：吳本作『婦人産得風』。
⑤ 悶：吳本作『堅』。

附子一枚，炮　大棗十五枚　生薑五兩

右十味，以水一斗，煮取二升半。分溫三服，溫覆使汗出。頸項強，用大附子一枚、破之如豆大，煎藥揚去沫；嘔①者，加半夏半升、洗。

婦人乳，中虛，煩亂嘔逆。安中益氣，竹皮大丸主之。

竹皮大丸方

生竹茹二分　石膏二分　桂枝乙分　甘草七分　白薇乙分

右五味，末之，棗肉和丸彈子大。以飲服一丸，日三夜二②服。有熱者，倍白薇；煩喘者，加栢實一分。

産後下利，虛極，白頭翁加甘草阿膠湯主之。

白頭翁加甘草阿膠湯方

白頭翁二兩　黄連　蘗皮　秦皮各三兩　甘草二兩　阿膠二兩

右六味，以水七升，煮取二升半；内膠，令消盡。分溫三服。

---

① 嘔：鄧本原作『漚』，形近致誤。據吳本、俞本、趙本、醫統徐鎔本改。

② 二：北大藏鄧本漫漶。據吳本、俞本、趙本、醫統徐鎔本補。

附方：

《千金》**三物黄芩湯**：治婦人在草蓐①，自發露得風，四肢苦煩熱②。頭痛者，與**小柴胡湯**；頭不痛，但煩者，此湯主之③。

黄芩乙兩　苦參二兩　乾地黄四兩

右三味，以水八升，煮取二升。溫服一升。多吐下蟲。

《千金》**内補當歸建中湯**：治婦人產後，虛羸不足，腹中刺痛④不止，吸吸少氣；或苦少腹中急，摩痛⑤引腰背，不能食飲⑥。產後一月，日得服四五劑爲善，令人強壯宜。

當歸四兩　桂枝三兩　芍藥六兩　生薑三兩　甘草二兩　大棗十二枚

右六味，以水一斗，煮取三升。分溫三服，一日令盡。若大虛，加飴糖六兩，湯成内之，於火上煖，令飴消；若去血過多，崩傷、内衄不止，加地黄六兩、阿膠二兩，合八味，湯成去

---

①在草蓐：吳本作『多在草蓐得風』。
②自發露……煩熱：吳本作『四肢苦煩熱，皆自發露所爲』。
③此湯主之：吳本作『與三物黄芩湯』，且下有『小柴胡湯，方見嘔吐中』小字注文。
④痛：北大藏鄧本漫漶。據吳本、俞本、趙本、醫統徐鎔本補。
⑤摩痛：吳本作『攣痛』，義勝。
⑥飲：北大藏鄧本漫漶。據吳本、俞本、趙本、醫統徐鎔本補。

滓[1]，内阿膠。若無當歸，以芎藭代之；若無生薑，以乾薑代之[2]。

婦人雜病脉證并治第二十二[3]

論一首　脉證合十四條　方十六[4]首

婦人中風七八日，續來[5]寒熱，發作有時，經水適斷，此爲熱入血室。其血必結，故使如瘧狀，發作有時，**小柴胡湯**主之。方見嘔[6]吐中。

婦人傷寒，發熱，經水適來，晝日明了，暮則譫語，如見鬼狀者，此[7]爲熱入血室。治之無犯胃氣及上二焦，必自愈。

婦人中風，發熱惡寒，經水適來，得七八日，熱除脉遲，身涼和，胸[8]脇[9]滿，如結胸狀，

---

① 去滓：鄧本脫文。據本書煎藥法慣例，吳本補。
② 若無生薑，以乾薑代之：吳本『以』上有『則』字，且此句位於『令飴消』之下。
③ 二十二：吳本作『二十三』。
④ 十六：吳本作『一十二』，醫統徐鎔本作『十四』。
⑤ 來：吳本、《傷寒·卷四·第七》作『得』，當從。
⑥ 嘔：鄧本脫文。據吳本、俞本、趙本、醫統徐鎔本補。
⑦ 者此：北大藏鄧本漫漶。據吳本、趙本、醫統徐鎔本、《傷寒·卷四·第七》補。
⑧ 胸：北大藏鄧本漫漶。據吳本、俞本、趙本、醫統徐鎔本、《傷寒·卷四·第七》補。
⑨ 脇：吳本、《傷寒·卷四·第七》作『脇下』。

讝語者，此爲熱入血室也。當刺期門，隨其實[①]而取之。

陽明病，下血讝語者，此爲熱入血室，但頭汗出。當刺期門，隨其實而瀉之。濈然汗出者[②]，愈。

婦人咽中如有炙臠，半夏厚朴湯主之。

半夏厚朴湯方：《千金》作：胸滿，心下堅，咽中怗怗如有炙肉，吐之不出，吞之不下。

半夏乙升　厚朴三兩　茯苓四兩　生薑五兩　乾蘇葉二兩

右五味，以水七升，煮取四升。分溫四服，日三夜一服。

婦人藏躁，喜悲傷，欲哭，象如神靈所作，數欠伸，甘麥大棗湯主之。

甘草小麥大棗湯方

甘草三兩　小麥乙升　大棗十枚

右三味，以水六升，煮取三升。溫分三服。亦補脾氣。

婦人吐涎沫，醫反下之，心下即痞。當先治其吐涎沫，小青龍湯主之；涎沫止，乃治痞，瀉心湯主之。

---

① 其實：北大藏鄧本漫漶。據吴本、趙本、醫統徐鎔本、《傷寒·卷四·第七》補。

② 者：《傷寒·卷五·第八》作『則』。

小青龍湯方：見肺癰中。

瀉心湯方：見驚悸中。

婦人之病，因虛積冷①結氣，爲諸經水斷絶；至有歷年，血寒積結胞門。寒傷經絡，凝堅在上，嘔吐涎唾，久成肺癰。形體損分，在中盤結，繞臍寒疝；或兩脇疼痛，與藏相連；或結熱中②，痛在關元。脉數無瘡，肌若魚鱗，時著男子，非止女身。在下未多，經候不勻，令③陰掣痛，少腹惡寒；或引腰脊，下根氣街，氣衝急痛，膝脛疼煩。奄④忽眩冒，狀如厥癲；或有憂慘，悲傷多嗔。此皆帶下，非有鬼神，久則羸瘦，脉虛多寒。三十六病，千變萬端，審脉陰陽，虛實緊弦。行其針藥，治危得安，其雖同病，脉各異源。子當辨記，勿謂不然。

問曰：婦人年五十所，病下利，數十日不止，暮即發熱，少腹裏急⑤，腹滿，手掌煩熱，唇口乾燥，何也？師曰：此病屬帶下。何以故？曾經半産，瘀血在少腹不去。何以知之？其證唇口乾燥，故知之。當以溫經湯主之。

① 積冷：吳本作『稍入』。
② 中：吳本作『在中』，義勝。
③ 令：北大藏鄧本漫漶。據吳本、俞本、醫統徐鎔本補。
④ 奄：吳本上有『或』字，義勝。
⑤ 急：吳本下有『痛』字，似更義長。

溫經湯方

吳茱萸三兩　當歸　芎藭　芍藥各二兩　人參　桂枝　阿膠　牡丹去心　生薑　甘草各二兩　半夏半升　麥門冬乙升，去心

右十二味，以水一斗，煮取三升。分溫三服。亦主婦人少腹寒，久不受胎①，兼取②崩中去血，或月水來過多，及至期不來。

帶下③，經水不利，少腹滿痛，經一月再見者，土瓜根散主之。

土瓜根散方：陰癩④腫亦主之。

土瓜根　芍藥　桂枝　䗪蟲各三分

右四味，杵爲散。酒服方寸匕，日三服。

寸口脉弦而大，弦則爲減，大則爲芤；減則爲寒，芤則爲虛；寒虛相搏⑤，此名曰革。婦人則半産漏下，旋覆花湯主之。

---

① 受胎：吳本作『作軀』。
② 取：吳本作『主』。
③ 帶下：吳本作『婦人帶下』，似更義長。
④ 癩：吳本作『頹』，俞本、趙本、醫統徐鎔本作『癩』。
⑤ 搏：此處指人體內寒邪肆虐、精血虧虛兩種病因相互侵迫作用。此種病機下文命名曰『革』。本書《卷中·第十六》作『擊』。

旋覆花湯方

旋覆花三兩　葱十四莖　新絳少許

右三味，以水三升，煮取一升。頓服之。

婦人陷經，漏下黑不解，**膠薑湯**主之。臣億等校諸本無膠薑湯方，想①是前妊娠中膠艾湯。

婦人少腹滿，如敦狀，小便微難而不渴，生後者，此爲水與血并結在血室也，大黄甘遂湯主之。

大黄甘遂湯方

大黄四兩　甘遂二兩　阿膠二兩

右三味，以水三升，煮取一升。頓服之。其血當下。

婦人經水不利下②，抵當湯主之。亦治男子膀胱滿急，有瘀血者。

抵當湯方

水蛭三十个，熬　䗪蟲三十枚③，熬，去翅足　桃仁廿个，去皮尖④　大黄三兩，酒浸

① 想：吳本作『恐』，義勝。
② 不利下：吳本作『不利』。
③ 枚：鄧本脱文。據吳本、俞本、趙本、醫統徐鎔本補。
④ 廿个去皮尖：吳本作『弍柒枚，去皮尖，熬』。

右四味，爲末，以水五升，煮取三升，去滓。溫服一升。

婦人經水閉、不利，藏堅癖不止，中有乾血，下白物，礬石丸主之。

礬石丸方

礬石三分，燒　杏仁乙分

右二味，末之，煉蜜和丸棗核大。內臟中；劇者，再內之。

婦人六十二種風，及腹中血氣刺痛，紅藍花酒主之。

紅藍花酒方：疑非仲景方。

紅藍花乙兩

右一味，以酒一大升，煎減①半。頓服一半；未止，再服。

婦人腹中諸疾痛，當歸芍藥散主之。

當歸芍藥散方：見前妊娠中。

婦人腹中痛，小建中湯主之。

小建中湯方：見前虛勞中。

① 減：吳本作『強』。

問曰：婦人病，飲食如故，煩熱不得卧，而反倚息者，何也？師曰：此名①轉胞，不得溺也。以胞系了戾，故致此病。但利小便則愈，宜腎氣丸主之②。

腎氣丸方

乾地黄八兩　薯蕷四兩　山茱萸四兩　澤瀉三兩③　茯苓三兩　牡丹皮三兩　桂枝　附子炮，各乙兩

右八味，末之，煉蜜和丸梧子大。酒下十五丸，加至二十五丸，日再服。

蛇床子散方：溫陰中坐藥。

蛇床子仁

右一味，末之，以白粉少許，和令相得，如棗大。綿裹内之，自然溫④。

少陰⑤脉滑而數者，陰中即生瘡。陰中⑥蝕瘡爛者，狼牙湯洗之。

狼牙湯方

狼牙三兩

右一味，以水四升，煮取半升。以綿纏筯如繭，浸湯瀝陰中，日四遍。

---

① 名：吳本作『病』。
② 主之：吳本作『以中有茯苓故也』，其下有『方見脚氣中』小字注文。
③ 三兩：鄧本脱文。據本書《卷上・第五・附方・崔氏八味丸》、吳本、趙本、醫統徐鎔本補。
④ 溫：吳本作『溫矣』，似更義長。
⑤ 少陰：吳本上有『師曰』二字。
⑥ 陰中：吳本上有『婦人』二字，似更義長。

胃氣[1]下泄，陰吹而正喧，此穀氣之實也，膏髮煎導之。

膏髮煎方：見黄疸中。

小兒疳蟲蝕齒方：疑非仲景方。

雄黄　葶藶各少許[2]

右二味，末之，取臘日猪脂鎔[3]，以槐枝綿褁頭四五枚，點藥烙之。

雜療方第二十三[4]

論一首　脉[5]證一條　方二十三[6]首

退[7]五藏虚熱，**四時加減柴胡飲子方**

①胃氣：吴本上有『師曰』二字。
②各少許：鄧本脱文。據吴本補。
③臘日猪脂鎔：吴本作『臘月猪脂和鎔』，似更義長。
④二十三：吴本作『二十』，本篇内容位於『婦人三篇』之前，屬本書《卷中》。
⑤脉：鄧本脱文。據本書體例、俞本補。
⑥二十三：醫統徐鎔本作『二十二』。
⑦退：吴本作『宣通』。

冬三月加柴胡八分　白朮八分　大腹檳榔四枚，并皮子用　陳皮五分　生薑五分　桔梗七分①

春三月加枳實炙，叁分②　減白朮。共六味

夏三月加生薑三分　枳實五分　甘草三分，共八味

秋三月加陳皮三分，共六味

右各㕮咀，分爲三貼，一貼以水三升，煮取二升。分溫三服，如人行四五里進一服。如四體壅，添甘草少許；每貼分作三小貼，每小貼以水一升，煮取七合，溫服；再合滓③爲一服，重煮，都成四服。疑非仲景方。

長服訶梨勒丸方：疑非仲景方。

訶梨勒煨　陳皮　厚朴各三兩

右三味，末之，煉蜜丸④如梧子大。酒飲服二十丸；加，至三十丸。

三物備急丸方：見《千金》：司空裴秀爲散用；亦可先和成汁，乃傾口中，令從齒間得入。至良驗。

---

① 七分：吳本下有『以上并用大分』小字注文。
② 炙叁分：鄧本脱文。據吳本補。
③ 滓：北大藏鄧本漫漶。據吳本、趙本、醫統徐鎔本補。
④ 丸：據全書體例，上當補『和』字。諸本皆脫『和』字。

大黄乙兩　乾薑乙兩　巴豆乙兩，去皮心，熬，別①研如脂

右藥各須精新。先擣大黄、乾薑爲末，研巴豆，内中合治一千杵，用爲散，蜜和丸亦佳。密②器中貯之，莫令歇③。

主心腹諸卒暴百病，若中惡、客忤、心腹脹滿、卒痛如錐刺、氣急、口噤、停尸、卒死者。以煖水若④酒，服大豆許三四丸；或不下，捧頭起，灌，令下咽。須臾當差；如未差，更與三丸。當腹中鳴，即吐下便差。若口噤，亦須折齒灌之。

治⑤傷寒，令愈不復，**紫石寒食散方**：見《千金翼》。

紫石英　白石英　赤石脂　鍾乳碓鍊　栝蔞根　防風　桔梗　文蛤

鬼臼各十分　太一餘粮十分，燒　乾薑　附子炮、去皮　桂枝去皮，各四分

右十三味，杵爲散。酒服方寸匕。

---

①別：鄧本原作『外』，形近致誤。據吳本改。
②密：鄧本原作『蜜』，形近致誤。據吳本改。
③歇：吳本眉箋曰：『歇字誤，當作泄。』
④煖水：鄧本原作『緩水』，形近致誤。據吳本、醫統徐鎔本改。若：吳本眉箋曰：『若字誤，當作苦。』
⑤治：北大藏鄧本漫漶。據吳本、俞本、趙本、醫統徐鎔本補。此字之前，吳本尚有『備急散，治人卒上氣，呼吸氣不得下，喘逆。服半匕，差後已爲常用』一條，且『用』字下有『出《古今錄驗》，并時後宮秦用。方見上』小字注文。

救卒死方

薤，擣汁，灌鼻中。

又方：雄雞冠，割取血，管吹内鼻中。

猪脂如雞子大，苦酒一升，煮沸，灌喉中。

雞肝及血，塗面上，以灰圍四旁，立起。

大豆二七粒，以雞子白并酒和，盡以吞之。

救卒死而壯熱者方

礬石半斤，以水一斗半，煮消。以漬脚，令没踝。

救卒死而目閉者方

騎牛臨面，擣薤汁灌耳中，吹皂莢末鼻中，立效。

救卒死而張口反折者方

灸手足兩爪後，十四壯了，飲以五毒諸膏散[①]有巴豆者[②]。

救卒死而四肢不收、失便者方

馬屎一升，水三斗，煮取二斗，以洗之。又取牛洞稀糞也一升，溫酒灌口中。灸心下一寸、

① 五毒諸膏散：各本均未見其具體方藥。

② 有巴豆者：吳本作大字正文。

臍上三寸、臍下四寸，各一百壯，差。

救①小兒卒死而吐利、不知是何病方

狗②屎一丸，絞取汁，以灌之。無濕者，水煮乾者，取汁。

尸③蹷，脉動而無氣，氣閉不通，故靜而死也。**治方**：脉證見上卷第一篇中④。

菖蒲屑，内鼻兩孔中，吹之；令人⑤以桂屑著舌下。

又方：剔取左角髮方寸，燒末，酒和，灌令入喉，立起。

救卒死、客忤死，還魂湯主之方：《千金方》云：主卒忤、鬼擊、飛尸，諸奄忽氣絶無復覺，或已無脉。口噤⑥拗不開，去齒下湯；湯下口不下者，分病人髮左右，捉擒肩引之；藥下，復增，取⑦一升。須臾立甦。

麻黄三兩，去節。一⑧方：四兩　杏仁去皮尖，七十个　甘草乙兩，炙《千金》用桂心二兩⑨

---

①救：北大藏鄧本殘闕。據吳本、俞本、趙本、醫統徐鎔本補。
②狗：吳本作『馬』。
③尸：北大藏鄧本殘闕。據吳本、俞本、趙本、醫統徐鎔本補。
④第一篇中：鄧本脫文。據吳本補。
⑤令人：鄧本原作『令人』，形近致誤。據俞本、趙本、醫統徐鎔本改。吳本作『令入』，屬上讀。
⑥噤：鄧本原作『禁』，形近致誤。據吳本、趙本改。
⑦取：吳本作『取盡』，似更義長。
⑧一：鄧本脫文。據吳本、俞本、趙本、醫統徐鎔本補。
⑨《千金》用桂心二兩：此雙行小字注鄧本以『〇』與上文隔開。吳本作小字注文鈔於下文『感忤』之下，無分隔標誌。

右三味，以水八升，煮取三升，去滓。分令咽之。通治諸感忤。

又方①：

韭根一把　烏梅二七个　吳茱萸半升，炒

右三味，以水一斗，煮之；以病人櫛，内中三沸，櫛浮者生，沉者死；煮取三升，去滓。分飲之。

救自縊死，旦至暮，雖已冷，必可治；暮至旦，小難也。恐此當言陰氣盛故也。然夏時夜短於晝，又熱，猶應可治。又云：心下若微②溫者，一日以上，猶可治之。**方**：

徐徐抱解，不得截繩，上下安被臥之。一人以脚踏其兩肩，手少挽其髮，常弦弦，勿縱之；一人以手按據胸上，數動之；一人摩捋臂脛，屈伸之，若已殭，但漸漸強屈之，并按其腹。如此一炊頃，氣從口出，呼吸眼開，而猶引按莫置，亦勿苦勞之。須臾，可少桂湯及粥清含與之，令濡喉，漸漸能嚥。及稍止，若向令兩人以管吹其兩耳，冞③好。此法最善，無不活者。

凡中暍死，不可使得冷，得冷便死。**療之方**：

---

① 又方：吳本此二字前多出一方曰：「又方：桂枝壹兩去皮，生薑叁兩切，梔子拾肆枚擘，豉半升綿裹。右四味㕮咀，以酒三升，微煮之，味出去滓。分服取差。」

② 微：北大藏鄧本漫漶。據吳本、俞本、趙本、醫統徐鎔本補。

③ 冞：吳本作「彌」。

屈草[①]帶，繞暍人臍，使三兩人溺[②]其中，令溫。亦可用熱泥[③]和屈草，亦可扣瓦椀底按及車缸，以著暍人臍上[④]，取令溺，須不[⑤]得流去。此謂道路窮卒無湯，當令[⑥]溺其中，欲使多人溺，取令溫。若湯便可與之，不可[⑦]泥及車缸，恐此物冷。暍既在夏月，得熱泥土、暖車缸，亦可用也。

救溺死方

取竈中灰兩石餘，以埋人，從頭至足。水出七孔，即活。

右療自縊、溺、暍之法，並出自張仲景爲之，其意殊絶，殆非常情所及、本草所能關，實救人之大術矣！傷寒家數[⑧]有暍病，非此遇熱之暍。見《外臺》、《肘後》同[⑨]。

治馬墜及一切筋骨損方：見《肘後方》。

大黃乙兩，切、浸，湯成下　緋帛如手大，燒灰　亂髮如雞子大，燒灰用　久用炊單布乙尺，燒灰

①草：吳本作『革』，義勝。
②溺：吳本作『更溺』，義勝。
③泥：鄧本原作『尼』，形近致誤。據吳本、俞本、趙本、醫統徐鎔本改。
④臍上：鄧本脫文。據上下文義、醫理及吳本補。
⑤不：鄧本脫文。據上下文義、醫理及吳本補。
⑥令：吳本作『令人』，當從。
⑦可：吳本作『用』，義勝。
⑧數：吳本作『別』，似更義長。
⑨同：鄧本原作『目』，形近致誤。據吳本、《外臺·卷二十八·熱暍方、溺死方》改。

敗蒲一握、三寸　桃仁四十九个，去皮尖、熬①　甘草如中指節，炙、剉

右七味，以童子小便量多少，煎湯成；内酒一大盞，次下大黄，去滓。分溫三服。先剉敗蒲席半領，煎湯浴，衣被覆②。復③斯須，通利數行，痛楚立差。利及浴水赤，勿怪，即瘀血也。

禽獸魚蟲禁忌并治第二十四

論辨④二首　合九十法　方二十二⑤首

凡飲食滋味，以養於生，食之有妨，反能爲害。自非服藥煉液，焉能不飲食乎？竊⑥見時人，不閑調攝，疾疢競起，若⑦不因食而生。苟全其生，須知切忌者矣。所食之味，有與病相宜，有與身爲害，若得宜則益體，害則成疾。以此致危，例皆難療。凡煮藥飲汁，以解毒者，雖云救急，不可熱飲，諸毒病得熱更甚，宜冷飲之。

---

①熬：鄧本原作『契』，形近致誤。據吳本、俞本、趙本、醫統徐鎔本改。
②覆：吳本作『密覆』，義勝。
③復：吳本作『服』。
④辨：吳本同。俞本、趙本、醫統徐鎔本作『辯』。底本爲正。
⑤二十二：醫統徐鎔本作『二十一』。
⑥竊：鄧本原作『切』，音近致誤。據文理及吳本改。
⑦若：吳本作『莫』，當從。

肝病禁辛，心病禁鹹，脾病禁酸，肺病禁苦，腎病禁甘。春不食肝，夏不食心，秋不食肺，冬不食腎，四季不食脾。辨曰：春不食肝者，爲肝氣①王，脾氣敗，若食肝則又補肝，脾氣敗尤甚，不可救；又肝王之時，不②可以死氣入肝，恐傷魂也。若非王時即虚③，以肝補之佳。餘藏準④此。

凡⑤肝臟自不可輕噉，自死者彌甚。

凡心皆爲神識所舍，勿食之，使人來生復其報對⑥矣。

凡肉及肝，落地不著塵土者，不可食之。

猪肉落水浮者⑦，不可食。

諸肉及魚，若狗不食、鳥不啄者，不可食。

諸⑧肉不乾，火炙不動，見水自動者，不可食之。

肉中有如朱⑨點者，不可食之。

---

① 氣：北大藏鄧本殘闕。據吴本、俞本、趙本、醫統徐鎔本補。
② 時不：北大藏鄧本殘闕。據吴本、俞本、趙本、醫統徐鎔本補。
③ 若非王時即虚：吴本作『若肝不是旺時有虚』，似更義長。
④ 藏準：北大藏鄧本殘闕。據吴本、俞本、趙本、醫統徐鎔本補。
⑤ 凡：北大藏鄧本殘闕。據吴本、俞本、趙本、醫統徐鎔本補。
⑥ 報對：吴本作『對報』。
⑦ 猪肉落水浮者：吴本作『諸肉自動者』。
⑧ 諸：吴本作『暴』，義勝。
⑨ 朱：吴本作『米』，義勝。

六畜肉，熱血不斷者，不可食之。

父母及身本命肉，食之令人神魂不安。

食肥肉及熱羹，不得飲冷水。

諸五藏及魚，投地塵土不汚者，不可食之。

穢飯、餒肉、臭魚，食之皆傷人。

自死肉，口閉者，不可食之。

六畜自死，皆疫死，則有毒，不可食之。

獸自死，北首及伏地者，食之殺人。

食生肉，飽飲乳，變成白蟲一作血蠱。

疫[①]死牛肉，食之令病洞下，亦致堅積，宜利藥下之。

脯藏米[②]甕中，有毒。及經夏食之，發腎病。

治食[③]自死六畜肉中毒方

黄蘗屑，擣，服方寸匕。

① 疫：此字之前，吴本多出「丙午日、壬子日，勿食諸五藏」一條。

② 藏米：鄧本原作「臓朱」，形近致誤。據吴本、趙本、醫統徐鎔本改。俞本作「臓米」。

③ 食：鄧本脱文。據全書體例及吴本補。

治食鬱肉、漏脯中毒方：鬱肉：密器盖之，隔宿者是也。漏脯：茅屋漏下，沾著者是也[①]。

燒犬屎，酒服方寸匕；每服[②]人乳汁，亦良。飲[③]生韭汁三升，亦得。

治黍米中藏乾脯，食之中毒方

大豆濃煮汁，飲數升，即解。亦治狸肉、漏脯等毒。

治食生肉中毒方

掘地深三尺，取其下土三升，以水五升，煮數[④]沸，澄清汁。飲一升，即愈。

治食[⑤]六畜鳥獸肝中毒方

水浸豆豉，絞取汁，服數升，愈。

馬腳無[⑥]夜眼者，不可食之。

食酸[⑦]馬肉，不飲酒，則殺人。

馬肉不可熱[⑧]食，傷人心。

---

① 鬱肉……是也：吳本作大字正文，且接鈔於下文『亦得』之後。
② 每服：吳本作『多飲』。
③ 飲：鄧本此字上有『〇』，與上文隔開。
④ 數：吳本作『五六』。
⑤ 食：鄧本脫文。據本書目錄、全書體例及吳本補。
⑥ 馬腳無：北大藏鄧本殘闕。據吳本、俞本、趙本、醫統徐鎔本補。
⑦ 酸：吳本作『駿』。
⑧ 不可熱：北大藏鄧本殘闕。據吳本、俞本、趙本、醫統徐鎔本補。

馬鞍下肉，食之殺人。

白馬黑頭者，不可食之①。

白馬青蹄者，不可食之。

馬肉、豚肉共食，飽醉臥，大忌。

驢、馬肉合猪肉食之，成霍亂。

馬肝②及毛，不可妄食，中毒害人。

治馬肝毒，中人未死方

雄鼠屎二七粒③，末之。水和服，日再服。屎尖者是。

又方：

人垢，取方寸匕，服之佳。

治食馬肉，中毒欲死方

香豉二兩④　杏仁三兩⑤

① 食之：北大藏鄧本殘闕。據吳本、俞本、趙本、醫統徐鎔本補。
② 肝：吳本作『汗』。
③ 二七粒：吳本作『叁柒枚』，且爲小字。
④ 二兩：吳本作『叁兩』。
⑤ 三兩：吳本作『弍兩，去皮尖』。

右二味，蒸一食頃，熟杵之服，日再服[①]。

又方：

煮蘆根汁，飲之良。

疫[②]死牛，或目赤，或黄，食之大忌。

牛肉共猪肉食之，必作寸白蟲。

青牛腸不可合犬肉食之。

牛肺從三月至五月，其中有蟲如馬尾，割去勿食，食則損人。

牛、羊、猪肉，皆不得以楮木、桑木蒸炙，食之令人腹内生蟲。

噉蛇牛肉殺人。何以知之？噉蛇者，毛髪向後順者是也。

治噉蛇牛肉食之欲死方

飲人乳汁一升，立愈。

又方：

以泔洗頭，飲一升，愈。

牛肚細切，以水一斗，煮取一升。煖飲之。大汗出者，愈。

---

① 服：吳本作『令盡』。

② 疫：北大藏鄧本漫漶。據吳本、俞本、趙本、醫統徐鎔本補。

治食牛肉中毒方

甘草煮汁，飲之即解。

羊肉，其[①]有宿熱者，不可食之。

羊肉不可共生魚酪食之，害人。

羊蹄[②]甲中，有珠子白者，名羊懸筋，食之令人癲。

白羊黑頭，食[③]其腦，作腸癰。

羊肝共生椒食之，破人五藏。

猪肉共羊肝和食之，令人心悶。

猪肉以生胡荽同食，爛人臍。

猪脂不可合梅子食之。

猪肉和葵食之，少氣。

鹿肉[④]不可和蒲白作羹，食之發惡瘡。

麋脂及梅、李子，若妊婦食之，令子青盲[⑤]，男子傷精。

---

① 羊肉其：北大藏鄧本殘闕。據吳本、俞本、趙本、醫統徐鎔本補。

② 羊蹄：北大藏鄧本殘闕。據鄧本所闕字數及吳本、俞本、趙本、醫統徐鎔本補。

③ 食：北大藏鄧本殘闕。據吳本、俞本、趙本、醫統徐鎔本補。

④ 肉：鄧本原作「人」，形近致誤。據吳本、趙本、醫統徐鎔本改。

⑤ 盲：鄧本原作「肓」，形近致誤。據吳本、趙本、醫統徐鎔本改。

麞肉不可合蝦及生菜、梅、李果食之，皆病人。

痼疾人，不可食熊肉，令終身不愈。

白犬自死，不出舌者，食之害人。

食狗、鼠餘，令人發瘻瘡。

治食犬肉不消，心下堅，或腹脹、口乾大渴、心急發熱、妄語如狂，或洞下方

杏仁乙升，合皮熟研用

以沸湯三升，和。取汁，分三服。利下肉片，大驗。

婦人妊娠，不可食兔肉、山羊肉，及鱉、雞、鴨，令子無聲音①。

兔肉不可合白雞肉食之，令人面發黄。

兔肉著乾薑食之，成霍亂。

凡鳥自死，口不閉、翅不合者，不可食之。

諸禽肉②，肝青者，食之殺人。

雞有六翮四距者，不可食之。

烏雞白首者，不可食之。

---

① 聲音：吳本作『音聲』。

② 肉：吳本作『畜』，似更義長。

雞不可共葫蒜[①]食之，滯氣。一云雞子。

山雞不可合鳥獸肉食之。

雉肉久食之，令人瘦。

鴨卵不可合鼈肉食之。

婦人妊娠，食雀肉，令子淫亂無恥。

雀肉不可合李子食之。

燕肉勿食，入水爲蛟龍所噉。

鳥獸有中毒箭死者，其肉有毒，解之方：

大豆煮汁，及鹽汁[②]，服之解。

魚[③]頭正白如連珠，至脊上，食之殺人。

魚頭中無腮者，不可食之，殺人[④]。

魚無腸膽者，不可食之，三年陰不起，女子絶生。

---

① 葫：吴本作『胡』。又，《玉篇》：『葫，大蒜也。』

② 大豆煮汁及鹽汁：吴本作『煮大豆及藍』。

③ 魚：北大藏鄧本殘闕。據吴本、俞本、趙本、醫統徐鎔本補。

④ 之殺人：北大藏鄧本殘闕。據鄧本所闕字數及吴本、趙本、醫統徐鎔本補。

魚頭似有角者[①]，不可食之。

魚目合者，不可食之。

六甲日，勿食鱗甲之物[②]。

魚不可合雞肉食之。

魚不得合鸕鷀肉食之。

鯉魚鮓不可[③]合小豆藿食之，其子不可合猪肝食之，害人。

鯉魚不可合犬[④]肉食之。

鯽魚不可合猴、雉肉食之。一云[⑤]：不可合猪肝食[⑥]。

鯷魚合鹿肉生食，令人筋甲縮。

青魚鮓，不可合生胡荽[⑦]及生葵，并麥中食之。

鰌、鱔不可合白犬血食之。

---

① 頭似有角者：北大藏鄧本殘闕。據鄧本所闕字數及吳本、俞本、趙本、醫統徐鎔本補。

② 鱗甲之物：北大藏鄧本殘闕。據鄧本所闕字數及俞本、趙本、醫統徐鎔本補。吳本作『鱗甲之肉』。

③ 鯉魚鮓不可：北大藏鄧本殘闕。據鄧本所闕字數及吳本、俞本、趙本、醫統徐鎔本補。

④ 魚不可合犬：北大藏鄧本殘闕。據鄧本所闕字數及吳本、俞本、趙本、醫統徐鎔本補。

⑤ 一云：鄧本原作小字，以下所領六字作大字。據原書行文排版體例，吳本統一作小字。

⑥ 肝食：北大藏鄧本殘闕。據鄧本所闕字數及俞本、趙本、醫統徐鎔本補。

⑦ 胡：鄧本原作『葫』。據本書同卷同篇上文及《卷下·第二十五》、吳本改。又，荽：北大藏鄧本殘闕。據吳本、俞本、趙本、醫統徐鎔本補。

黿肉不可合酒、菓子食之。

鱉目凹陷者，及厭下有王字形者，不可食之。其肉不得合雞、鴨子食之。

黿、鱉肉不可合莧菜食之。

鰕無須，及腹下通黑、煮之反白者，不可食之。

食膾，飲①乳酪，令人腹中生蟲爲瘕。

鱠食之，在心胸間不化，吐復不出，速下除之，久成癥病，治之方：

橘皮乙兩　大黄二兩　朴消二兩②

右三味，以水一大升，煮至小升。頓服，即消。

食鱠多不消，結爲癥病，治之方：

馬鞭草

右一味，擣汁飲之。或以薑葉汁，飲之一升，亦消。又可服吐藥，吐之。

食魚後③食毒，兩種煩亂，治之方：

橘皮

濃煎汁，服之即解。

---

① 膾，飲：吳本作『鱠，喫』。
② 二兩：吳本作『壹兩』。
③ 後：吳本作『及』。

食鯸鮧魚中毒方

蘆根

煮汁，服之即解。

蟹目①相向，足班②目赤者，不可食之。

食蟹③中毒，治之方：

紫④蘇

煮汁，飲⑤之三升。紫蘇子，擣汁飲之，亦良。

又方⑥：

冬⑦瓜汁，飲二升。食冬瓜，亦可。

凡蟹未遇⑧霜，多毒。其熟者，乃可食之。

---

① 蟹目：北大藏鄧本殘闕。據吴本、趙本、醫統徐鎔本補。
② 班：吴本作『斑』，當從。
③ 食蟹：北大藏鄧本殘闕。據鄧本所闕字數及吴本、俞本、趙本、醫統徐鎔本補。
④ 紫：北大藏鄧本殘闕。據鄧本所闕字數及吴本、俞本、趙本、醫統徐鎔本補。
⑤ 煮汁飲：北大藏鄧本殘闕。據鄧本所闕字數及趙本、醫統徐鎔本補。
⑥ 又方：北大藏鄧本殘闕。據鄧本所闕字數及吴本、俞本、趙本、醫統徐鎔本補。
⑦ 冬：北大藏鄧本殘闕。據鄧本所闕字數及俞本、趙本、醫統徐鎔本補。
⑧ 凡蟹未遇：北大藏鄧本殘闕。據鄧本所闕字數及吴本、俞本、趙本、醫統徐鎔本補。

蜘蛛落食中，有毒，勿食之①。

凡②蜂蠅蟲蟻等，多集食上，食之致瘻。

菓實菜穀禁忌并治第二十五

合八十法　方一十首③

果子生食，生瘡。

果子落地經宿，蟲蟻食之者，人大忌食之。

生米④停留多日，有損處，食之傷人。

桃子多食，令人熱；仍不得入水浴，令人病淋瀝、寒熱病。

杏酪不熟，傷人。

梅多食，壞人齒。

李⑤不可多食，令人臚脹。

① 之：北大藏鄧本殘闕。據吳本、俞本、趙本、醫統徐鎔本補。
② 凡：北大藏鄧本殘闕。據吳本、俞本、趙本、醫統徐鎔本補。
③ 合八十法，方一十首：鄧本脫文。據本書體例、吳本補。
④ 米：吳本作『果』，當從。
⑤ 李：吳本作『柰』。

林檎不可多食，令人百脉弱。

橘、柚多食，令人口爽，不知五味。

梨不可多食，令人寒中。金瘡、産婦，亦不宜食。

櫻桃、杏多食，傷筋骨。

安石榴不可多食，損人肺。

胡桃不可多食，令人動痰飲。

生棗多食，令人熱渴、氣脹、寒熱。羸瘦者，彌不可食，傷人。

食諸果中毒，治之方：

猪骨燒過

右一味，末之。水服方寸匕。亦治馬肝、漏脯等毒。

木耳赤色，及仰生者，勿食。

菌仰卷，及赤色者，不可食。

食諸菌中毒，悶亂欲死，治之方：

人糞汁，飲一升。土漿，飲一二升。大豆濃煮汁，飲之。服諸吐利藥。並解。

食楓柱菌，而哭①不止，治之以前方。

①哭：吳本、醫統徐鎔本作『笑』。

誤食野芋，煩毒欲死，治之方：以前方。

其野芋根，山東人名魁芋。人種芋，三年不收，亦成野芋，並殺人①。

蜀椒閉口者，有毒。誤食之，戟人咽喉，氣病欲絶②，或吐下白沫，身③體痹冷，急治之方：

肉桂煎汁，飲之。多飲冷水一二升。或食蒜。或飲地④漿。或濃煮豉汁，飲之。並解。

正月勿⑤食生葱，令人面生游風。

二月勿食蓼，傷人腎。

三月勿食小⑥蒜，傷人志性。

四月、八月，勿食胡荽，傷人神。

五月勿食⑦韭，令人乏氣力。

五月五日，勿食一切生菜，發百病。

六月、七月，勿食茱萸，傷神氣。

---

① 其野芋……殺人：吴本作大字正文，且位於『欲死』之下。
② 氣病欲絶：吴本作『氣欲便絶』。
③ 身：北大藏鄧本殘闕。據鄧本所闕字數及俞本、趙本、醫統徐鎔本補。吴本作『人』。
④ 或飲地：北大藏鄧本殘闕。據鄧本所闕字數及俞本、趙本、醫統徐鎔本補。吴本作『或服地』。
⑤ 正月勿：北大藏鄧本殘闕。據鄧本所闕字數及吴本、俞本、趙本、醫統徐鎔本補。
⑥ 勿食小：北大藏鄧本殘闕。據鄧本所闕字數及吴本、俞本、趙本、醫統徐鎔本補。
⑦ 食：北大藏鄧本殘闕。據吴本、俞本、趙本、醫統徐鎔本補。

八月、九月，勿食薑，傷人神。

十月勿食椒，損人心，傷心脉。

十一月、十二月，勿食薤，令人多涕唾。

四季勿食生葵，令人飲食不化，發百[①]病。非但食中，藥中皆不可用，深宜慎之。

時病差，未健，食生菜，手足必腫。

夜食生菜，不利人。

十月勿食被霜生菜，令人面無光，目澁，心痛，腰疼；或發心瘧，瘧發時，手足十指爪皆青，困委。

葱、韭初生芽者，食之傷人心氣。

飲白酒，食生韭，令人病增。

生葱不可共蜜食之，殺人。獨顆蒜彌忌。

棗合生葱食之，令人病。

生葱和雄雞雉、白犬[②]肉食之，令人七竅經年流血。

食糖、蜜後，四日内食生葱、韭，令人心痛。

---

① 百：吴本作『宿』。

② 犬：鄧本原作『大』，形近致誤。據吴本、趙本、醫統徐鎔本改。

夜食諸薑、蒜、葱等，傷人心。

蕪菁根多食，令人氣脹。

薤不可共牛肉作羹食之，成瘕病。韭亦然。

蓴多食①，動痔疾。

野苣不可同蜜食之，作内痔。

白苣不可共酪同食，作䘌蟲。

黄瓜，食之發熱病。

葵心不可食，傷人，葉尤冷。黄背赤莖者，勿食之。

胡荽久食之，令人多忘。

病人不可食胡荽及黄花菜②。

芋不可多食，動病。

妊婦食薑，令子餘指。

蓼多食，發心痛。

蓼和生魚食之，令人奪氣，陰欬③疼痛。

①食：鄧本原作『病』。據前後文例、上下文義及吴本、醫統徐鎔本改。

②菜：鄧本原作『茱』，形近致誤。據吴本、俞本、醫統徐鎔本改。

③欬：吴本作『核』，似更義長。

芥菜[1]不可共兔肉食之，成惡邪病。

小蒜多食，傷人心力。

食躁式[2]躁方

豉

濃煮[3]汁飲之。

鉤吻與芹菜[4]相似，誤食之殺人。解之方：《肘後》云：與茱萸、食芥相似。

薺苨[5]八兩

右一味，水[6]六升，煮取二[7]升。分溫二服。鉤吻生地，傍無它草，其莖有毛，以此別之[8]。

---

① 菜：鄧本原作「茱」，形近致誤。據吳本、俞本、醫統徐鎔本改。
② 躁式：吳本作「蒜或」。又，式：俞本、醫統徐鎔本作「或」。
③ 濃煮：北大藏鄧本殘闕。據鄧本所闕字數及吳本、俞本、趙本、醫統徐鎔本補。
④ 鉤吻與芹菜：北大藏鄧本殘闕。據鄧本所闕字數及吳本、俞本、趙本、醫統徐鎔本補。俞本「鉤」誤作「鈎」。
⑤ 薺苨：北大藏鄧本殘闕。據鄧本所闕字數及吳本、俞本、趙本、醫統徐鎔本補。
⑥ 右一味，水：北大藏鄧本殘闕。據鄧本所闕字數及吳本、俞本、趙本、醫統徐鎔本補。
⑦ 煮取二：北大藏鄧本殘闕。據鄧本所闕字數及吳本、俞本、趙本、醫統徐鎔本補。
⑧ 別之：北大藏鄧本殘闕。據鄧本所闕字數及吳本、俞本、趙本、醫統徐鎔本補。又，鉤吻生地……別之：吳本作大字正文，且「鉤」上有「其」字。

菜中[①]有水莨菪，葉圓而光，有毒。**誤食之**，令人狂亂，狀如中風，或[②]吐血。**治之方**：

甘草

煮汁，服之即解。

春秋二時，龍帶精入芹菜中，人偶食之爲病。發時手青，腹滿，痛不可忍，名蛟龍病。**治之方**：

硬糖二三升

右一味，日兩度服之，吐出如蜥蜴三五枚，差。

食苦瓠中毒，治之方：

黍[③]穰

煮汁，數服之，解。

扁豆，寒熱者，不可食之。

久食小豆，令人枯燥。

食大豆屑，忌噉猪肉。

① 菜中：北大藏鄧本殘闕。據鄧本所闕字數及吳本、俞本、趙本、醫統徐鎔本補。
② 或：北大藏鄧本殘闕。據吳本、俞本、趙本、醫統徐鎔本補。
③ 黍：北大藏鄧本殘闕。據本草名及吳本補。

大麥久食，令人作癬①。

白黍米不可同飴蜜食，亦不可合葵食之。

莜②麥麪，多食之，令人髮落。

鹽多食，傷人肺。

食冷物，冰人齒。

食熱物，勿飲冷水。

飲酒，食生蒼耳，令人心痛。

夏月大醉，汗流，不得冷水洗著身，及使扇，即成病。

飲酒，大忌灸腹背，令人腸結。

醉後勿飽食，發寒熱。

飲酒，食猪肉，臥秫、稻穰中則發黄。

食飴，多飲酒，大忌。

凡水及酒，照見人影動者，不可飲之。

醋合酪食之，令人血瘕。

---

① 癬：吳本作『癖』。遼·釋行均《龍龕手鏡》：『癬，俗（字）……疥，今（字）。』

② 莜：通『蓨』。吳本作『蕎』。

食白米粥，勿食生蒼耳，成走疰。

食甜粥已，食鹽即吐。

犀角筯①攪飲食沫出，及澆②地墳起者，食之殺人。

飲食中毒，煩③滿，治之方：

苦參三兩④　苦酒乙升半

右二味，煮三沸，三上三⑤下。服之。吐食出，即差。或以水煮亦得⑥。

又方⑦：

犀⑧角湯亦佳。

貪食，食多不消，心腹堅滿痛，治之方：

鹽乙升　水三升

---

① 筯：鄧本原作『筋』，形近致誤。據吳本、趙本改。

② 及澆：北大藏鄧本殘闕。據鄧本所闕字數及吳本、俞本、趙本、醫統徐鎔本補。

③ 飲食中毒，煩：北大藏鄧本殘闕。據鄧本所闕字數及吳本、俞本、趙本、醫統徐鎔本補。吳本『飲』字上多一『凡』字。

④ 苦參三兩：北大藏鄧本殘闕。據俞本、趙本、醫統徐鎔本補。吳本作『苦參叁兩切』。

⑤ 右二味，煮三沸，三上三：北大藏鄧本殘闕。據鄧本所闕字數及吳本、俞本、趙本、醫統徐鎔本補。

⑥ 亦得：北大藏鄧本殘闕。據吳本、俞本、趙本、醫統徐鎔本補。

⑦ 又方：北大藏鄧本殘闕。據吳本、俞本、趙本、醫統徐鎔本補。

⑧ 犀：北大藏鄧本殘闕。據鄧本所闕字數及吳本、俞本、趙本、醫統徐鎔本補。

右二味煮，令鹽消。分三服。當吐出食，便差。

礬石生入腹，破人心肝。亦禁水①。

商陸以水服，殺人。

葶藶子②，傅③頭瘡，藥成④入腦，殺人。

水銀入人耳及六畜等，皆死。以金銀⑤著耳邊，水銀則吐。

苦楝無子者，殺人。

凡諸毒，多是假毒⑥以投元⑦知時，宜煮甘草、薺苨汁飲之，通除⑧諸毒藥。

新編金匱方論卷下

① 亦禁水：吳本作『礬石亦禁水』，且下句『當（商）陸以水服，殺人』位於『心肝』之下、此句之上。
② 子：北大藏鄧本殘闕。據吳本、俞本、趙本、醫統徐鎔本補。
③ 傅：鄧本原作『傳』。據上下文義及吳本，定作『傅』。
④ 成：吳本作『氣』。
⑤ 金銀：北大藏鄧本殘闕。據吳本、俞本、趙本、醫統徐鎔本補。
⑥ 毒：吳本作『毒藥』。
⑦ 元：形近致誤。據上下文義及醫理，似當作『无』。吳本作『之』，屬上讀，而『知時』屬下讀。
⑧ 除：北大藏鄧本殘闕。據吳本、趙本、醫統徐鎔本補。

牒文①

國子監

准，　監關准，　尚書禮部符准，　紹聖元年六月二十五日

敕中書省、尚書省送到禮部狀，據國子監狀，據翰林醫學本監三學看治任仲言狀，伏覩　本監先准

朝旨，開雕小字《聖惠方》等共五部出賣，並每節、鎮各十部，餘州各五部，本處出賣。今有

《千金翼方》、《金匱要略方》、《王氏脉經》、《補注本草》、《圖經本草》等五件醫書，日用不可闕。本監雖見印賣，皆是大字，醫人往往無錢請買，兼外州軍尤不可得，欲乞開作小字，重行校對出賣，及降外州軍施行。本部看詳，欲依國子監申請事理施行，伏候指揮。六月二十三日奉

聖旨，依奉

敕如右，牒到奉行。　都省前批，六月二十六日未時付禮部施行，仍關合屬，去處主者，一依

敕命指揮施行。

紹聖三年六月　日雕

---

① 牒文：此標題鄧本、吳本均無，據下文内容擬加。以下内容鄧本無，據吳本補入，以供參考。

集慶軍節度推官監國子監書庫向宗恕

承務郎監國子監書庫曾繰

延安府臨真縣令監國子監書庫鄧平

潁州萬壽縣令監國子監書庫郭直卿

宣義郎國子監主簿王仲嶷

通直郎國子監丞武騎尉檀宗益

朝散郎守國子監司業上輕車都尉賜緋魚袋趙挺之

朝奉郎守國子司業兼侍講雲騎尉龔原

治平三年三月十九日

進呈奉

聖旨鏤板施行

朝奉郎守太子右贊善大夫同校正醫書騎都尉賜緋魚袋臣高保衡

朝奉郎守尚書都官員外郎同校正醫書騎都尉臣孫奇

朝奉郎守尚書司封郎中充祕閣校理判登聞檢院上護軍賜緋魚袋臣林億

龍圖閣直學士朝散大夫守尚書工部侍郎兼侍講知審刑院事兼判少府監提舉醴泉觀兼提

舉校正醫書上柱國彭城縣開國公食邑二千二百戶食實封二百戶賜紫金魚袋臣錢象先

《醫道傳承叢書》跋*（鄧老談中醫）

現在要發揚中醫經典，就要加入到弘揚國學的大洪流中去，就是要順應時代的需要。中華民族的精神，廣泛存在于十三億人民心中，抓住這個去發揚它，必然會得到大家的響應。中醫經典要宣揚，必須有中醫臨床作爲後盾。中醫經典都是古代的語言，兩千多年前的，現在很多人沒有好好地學習《醫古文》，《醫古文》學習不好，就沒法理解中醫的經典。但更重要的是中醫臨床！沒有臨床療效，我們講得再好現在人也聽不進去，更不能讓人接受。

過去的一百年裏，民族虛無主義的影響很大，過去螺絲釘都叫洋釘，國内做不了。可現在我們中國可以載人航天，而且中醫已經應用到了航天事業上，例如北京中醫藥大學王綿之老就立了大功，爲宇航員調理身體，使他們大大減少太空反應，這就是對中醫最好的宣揚。

中醫是個寶，她兩千多年前的理論比二十一世紀還超前很多，可以説是『後現代』。比如我們的治未病理論，西醫就沒有啊，那所謂的預防醫學就只是預防針（疫苗）而已，只去考慮那些微生物，去殺病毒，不是以人爲本，是拆補零件的機械的生物醫學。我們是仁心仁術啊！是開發人的『生生之機』的辯證的人的醫學！這個理論就高得多。那醫院裏的ICU病房，全封閉的，空調還開得很猛，病人就遭殃了！只知道防病毒、細菌，燒傷的病人就讓你盡量地密封，結果越密封越糟糕，而中醫主

---

* 邱浩、王心遠、張勇根據鄧鐵濤老中醫二〇〇八年八月十日講話整理，經鄧老本人審閲。

張運用的外敷藥幾千年來療效非常好！但自近現代西醫占主導地位後就不被認可。相比而言，中醫很先進，治病因時、因地、因人制宜，這是中醫的優勢，這些是機械唯物論所不能理解的。

治未病是戰略，（對一般人而言）養生重于治病。（對醫生而言）有養生沒有治病也不行。我們治療就是把防線前移，而且前移很多。比西醫而言，免疫學最早是中醫發明的，人痘接種是免疫學的開端。醫學上很多領域都是我們中醫學領先世界而開端的呢！但是，西醫認死了，免疫學就是打預防針！血清治療也有過敏的，並非萬無一失。現在這個流感他們西醫就沒辦法免疫，病毒變異太多太快，沒法免疫！無論病毒怎麼變異，兩千多年來我們中醫都是辨證論治，效果很好。西醫沒辦法就只好抗病毒，所以是對抗醫學，人體當做戰場，病毒消滅了，人本身的正氣也被打得稀巴爛了。所以，中醫學還有很多思想需要發揚光大。這兩年『治未病』的思想被大家知道了，多次在世界大會上宣講。中醫落後嗎？要我說中醫很先進，是走得太快了，遠遠超出了現代人的理解範圍，大家只是看到模糊的背影，因爲是從後面看，現代人追不上中醫的境界，只能是遠遠地看，甚至根本就看不見，所以也沒法理解。現在，有人要把中醫理論西醫化，臨床簡單化，認爲是『中醫現代化』。背離中醫固有的理論，放棄幾千年來老祖宗代代相傳的有效經驗，就取得不了中醫應有的臨床療效，怎麼能說是發展中醫？

中醫的優勢就存在于《神農本草》、《黄帝内經》、《八十一難》、《傷寒卒病論》等中醫經典裏。讀經典就是把古代醫家理論的精華先拿到，學中醫首先要繼承好。例如：《黄帝内經》給我們講陰陽五行、臟腑經絡、人與天地相參等理論，《傷寒論》教我們怎麼辨證、分析病機和處方用藥，溫病學是中醫臨床適應需要、沿着《内經》《傷寒》進一步的發展。中醫臨床的發展促進了理論的不斷豐富，後世中醫要在這個基礎上發展。所以，我有幾句話：四大經典是根，各家學説是本，臨床實踐是生命線，仁心仁術是醫之靈魂。

中醫文獻很重要，幾千年來的中醫經典也不限于四大經典，只是有些今天看不到了。從臨床的角度，後世的各家學説都是中醫經典的自然延續。傷寒派、温病派……傷寒派一直在發展，不是停留在張仲景時代。歷史上，傷寒派中有『錯簡』的説法，其實是要把自己對醫學的理解塞進去，這也是一種發展。因爲臨床上出現的新問題越來越多，前代注家的理論不能指導臨床，所以要尋找新的理論突破。

中醫發展的關鍵要在臨床實踐中去發展。因爲臨床是醫學的生命線！我們當年曾經遇到急性胰腺炎的患者用大承氣湯就治好了，胃穿孔的病人只用一味白芨粉就拿下。嬰兒破傷風，面如豬肝，孩子母親放下就走了，認爲死定了；我們用燈心草點火，一焠人中，孩子『哇』地哭出來了；孩子一哭，媽媽就回來了，孩子臉色也變過來了；再開中藥，以蟬蜕爲主，加上僵蠶等，就治好了。十三焠火，《幼科鐵鏡》就有，二版教材編在書裏，三版的删掉了。十三焠火，是用燈心草點火焠穴位，百會、印堂、人中、承漿……，民國初年廣東名醫著作簡化爲七個穴位。

還有，解放後五十年代，石家莊爆發的乙腦就是用白虎湯清陽明内熱拿下的。北京發病時，當時考慮濕重，不能簡單重複，蒲輔周加用了化濕藥，治愈率百分之九十以上。過了一年廣東流行，又不一樣了。我參加了兒童醫院會診工作，我的老師劉赤選帶西學中班學員去傳染病醫院會診。當時，廣東地區發的乙腦主要問題是伏濕，廣東那年先多雨潮濕，後來酷熱，患者病機濕遏熱伏。中醫治療關鍵在利濕透表，分消濕熱，濕去熱清，正氣自復。所以只要舌苔轉厚患者就死不了！這是伏濕由裏達表、胃氣來復之兆。廣東治療利濕透熱，治愈率又在百分之九十以上。我們中醫有很多好東西，現在重視還不夠。

我提倡要大溫課、拜名師。爲什麼要跟名師？名師臨床多年了，幾十年積累的豐富學術與經驗，半年就教給你了，爲什麼不跟？現在要多拜名師，老師們臨床多年了，經驗積累豐富，跟師學習起來就很快。讓中醫大夫們得到傳承，開始讀《内經》，可以先學針灸，學了針灸就可以立即去跟師臨床，老師點撥一下，自己親手取得療效之後就可以樹立強烈的信心，立志學習中醫。中醫思想建立起來、中醫理論鞏固了、中醫基本功紮實了，臨床才會有不斷提高的療效！之後有興趣可以學習些人體解剖等西醫的内容，中西匯通，必要時中西互補。但千萬别搞所謂的『中西結合』，中醫沒水平，西醫半吊子，那就錯了。在人類文明幾千年發展過程中，中醫、西醫是互爲獨立的兩個體系，都在爲人類健康長壽服務。我不反對西醫，但中醫更人性化，『以人爲本』。現在也有好多西醫來學習中醫，把中醫運用到臨床，取得了很好的療效。我們年輕中醫值得深思啊！

大溫課就是要讀經典、背經典、反復體會經典，聯繫實踐，活學活用。我們這一代是通過學校教育、拜師、家傳、自學學成的中醫。新一代院校培養出來的年輕人要學好中醫，我很早就提出過：拜名師，讀經典，多臨證。臨證是核心，經典是不會説話的老師，拜師是捷徑。在沒有遇到合適的老師可拜時，經典是最好的老師！即使遇到合適的老師，經典也不可不讀，《論語》上説『溫故而知新』嘛！

在廣東我們已經很好地開展大溫課、拜名師活動。當年能夠戰勝非典，就是因爲通過我提倡的這種方式的學習，教育、培養出來了一批過硬的中醫大夫。現在，應該讓全中國、全世界了解中醫學的仁心仁術，使中醫學更好地爲人類健康長壽服務。希望年輕的中醫們沿著這個行之有效的方法加倍努力啊！

鄧鐵濤